beck'sche reihe

bsr

Während manche Männer auch noch mit sechzig Familien gründen, sucht Julia Onken nach einem Weg, das Älterwerden als einen Entwicklungs- und Erweiterungsprozeß für das Bewußtsein zu begreifen. Das Näherrücken des Ruhestandes nimmt sie nicht als Anlaß zur Flucht in vergangene Lebensphasen, sondern sie sieht: Wer loslassen kann, befreit sich, erfährt Glück. Viele Selbstverständlichkeiten des Lebens werden in Frage gestellt, verlieren Gewicht, ein Konzentrationsprozeß auf das Wesentliche kann stattfinden – wenn wir es schaffen, diesem Prozeß Raum zu geben. Julia Onken hat sich höchst erfolgreich in ihrem Buch *Feuerzeichenfrau* (257.Tsd.) mit der ersten Phase des Älterwerdens auseinandergesetzt, nun erzählt sie, wie es für sie weiterging.

Julia Onken, diplomierte Psychologin, Psychotherapeutin, Leiterin des Frauenseminars Bodensee, Dozentin in der Erwachsenenbildung. Von Julia Onken liegt derzeit bei C. H. Beck vor: *Feuerzeichenfrau* (bsr 352); *Geliehenes Glück* (bsr 455); *Vatermänner* (bsr 1037) sowie *Wenn du mich wirklich liebst* (bsr 1415).

Julia Onken

Altweibersommer

Ein Bericht über die Zeit nach
den Wechseljahren

Verlag C. H. Beck

Die erste Auflage dieses Buches erschien 2002.
2., unveränderte Auflage. 2005

Originalausgabe

3., unveränderte Auflage. 2011

Satz: Fotosatz Reinhard Amann, Aichstetten
Druck und Bindung: Druckerei C. H. Beck, Nördlingen
Umschlagabbildung: Johner © photonica
Umschlagentwurf: +malsy, Bremen
Printed in Germany
ISBN 978 3 406 62846 7

www.beck.de

Inhalt

I

Das Lächeln will nicht mehr

> »Eines Tages habe ich mir gesagt: Ich bin vierzig Jahre alt. Als ich mich von diesem Schock erholt hatte, war ich fünfzig. Die Betroffenheit, die mich damals überfiel, hat sich nicht gegeben.«
>
> *Simone de Beauvoir*

Die Wechseljahre hatten mein Leben verändert. Mehr noch. Es wurde aus den Angeln gehoben. Als ich zweiundvierzigjährig ohne Vorwarnung in die gefürchteten Jahre hineinsegelte, ahnte ich noch nicht, mit welcher Wucht meine Seele umgepflügt würde. Alles, was ich bis dahin gedacht und gefühlt, wie ich gelebt und gearbeitet hatte, stellte sich auf den Kopf.

Ich bin eine typische vom Vater vergessene Tochter und mit allerlei Nachfolgeschäden ausgestattet. Mir hatte die fehlende Beantwortung durch den Vater arg zugesetzt, und weil ich mir sein Desinteresse nicht erklären konnte, speicherte ich es als selbstverschuldeten Mangel in meinen Zellen ab. Der Phantomschmerz Vater wirkte als unermüdlicher Motor, künftig alles daran zu setzen, beim anderen Geschlecht Interesse zu wecken, um nicht in das Land der Nichtexistenz zu fallen. Nach der Pubertät bestand meine Hauptbeschäftigung darin, mir zu beweisen, dass ich existierte und das hieß, dem Zwang ausgeliefert zu sein, bei Männern Interesse zu wecken: Ich gefalle, also bin ich.

Wenn ich zurückblicke, wundere ich mich, dass ich trotz dieser beachtenswerten Schädigung irgendwie noch die Kurve gekriegt habe. Als ich später in der Lage war, über diese lebensbehindernde Aussteuer nachzudenken und die Hintergründe meines Verhaltens zu erforschen, gewann ich allmählich mehr Verständnis für mich und damit auch für die Situation anderer Frauen.

Obwohl ich seit frühester Jugend alles aufschrieb, was mich bewegte, ist es mir damals nicht gelungen, über die Position des reinen Protokollierens von Begebenheiten und Gefühlen hinaus zu gelangen. Dennoch verlieh mir das Schreiben auch später im Erwachsenenalter, vor allem in der Zeit, als ich mich hoffnungslos in meiner Ehe verstrickt hatte, ein minimales Gefühl von Sicherheit, eine vage Hoffnung, wenigstens nicht völlig hilflos wie ein steuerloses Schiff einer dunklen Macht ausgeliefert zu sein. Ich versuchte, Unbegreifliches in Worte zu fassen, nach grammatikalischen Regeln in geordnete Sätze zu binden, um der chaotischen Eigendynamik meines Gefühlslebens eine Richtung zu geben. Oft genug aber kämpfte ich gegen etwas, für das ich keine passenden Begriffe finden konnte. Mitten in diesem Labyrinth unbegreifbarer Emotionen und Empfindungen kam es zur Scheidung. Da sie längst überfällig war, ließ sie die Protagonisten, also meinen Ex-Mann und mich, vom lange währenden Schattenboxen ziemlich angeschlagen auf dem Kampffeld zurück. Ich war gerade zweiundvierzig geworden und fühlte mich am Ende meiner Kräfte.

Zur Zeit meiner Ehe hatte ich mit der Frauenbewegung nichts am Hut. Ich verstand ihre Sprache nicht. Ich planschte wohlversorgt in meinem vermeintlichen Eheglück dahin. Forderungen nach Gleichberechtigung aufgebrachter Emanzen entlockten mir höchstens ein müdes Lächeln oder eine abwertende Bemerkung: So-wie-die-aussieht-kein-Wunder. Ich war eingebunden in patriarchale Denkstrukturen, in den traditionellen Kuhhandel zwischen Mann und Frau: Ich hatte meine Rolle, deren Funktion es war, das männliche Gemüt mit meiner körperlichen Attraktivität zu stimulieren. Als Gegenleistung erhielt ich das Gefühl zu existieren.

Mit der Scheidung erging es mir wie vielen anderen : Ich geriet in eine schwierige finanzielle Lage. Nachdem ich bereits die durchaus üblichen Demütigungen einer finanzschwachen Ex-Ehefrau eines Wohlhabenden hinter mich gebracht hatte, wie zum Beispiel am Bankschalter zu erfahren, dass das Konto gesperrt war, überlegte ich mir, was zu tun sei. Es gab nur zwei Möglichkeiten: Entweder ich nehme eine preisgünstige Dachwohnung und verwende künftig meine Energie darauf herauszufinden, wie irgendwelche Sozialleistungen anzuzapfen sind, oder ich nehme die Zügel selbst in die Hand und werde erfolgreich. Ich habe das letztere gewählt. Und das hieß: Kaltstart aus der Hocke. Es war eine der härtesten Lektionen. Diese Erfahrungen aber haben mich aus dem Dornröschenschlaf wachgerüttelt und dafür gesorgt, dass ich das Geschlechterverhältnis in dieser Gesellschaft etwas genauer unter die Lupe nahm.

Felix, mein neuer, um elf Jahre jüngerer Partner, lebensunerfahren und äußerst risikofreudig, stolperte kurz vor meiner Scheidung 29jährig in mein Leben. Seit seinem neunten Lebensjahr in zahlreichen Heimen herumgeschoben, vom Bruder getrennt, vom Vater vergessen, xmal ausgebüchst und wieder eingefangen, mit achtzehn mausallein Amerikas Highways befahren, Ägypten beschnuppert, in Israel Orangen gepflückt. Sein ungewöhnliches Vorleben hatte ungewöhnliche Spuren hinterlassen, was sich alles andere als geeignet für ein Zusammenleben mit einer geschiedenen Frau mit zwei Kindern erwies. Dennoch brachte es aber einen großen Vorteil mit sich: Seine negativen Erfahrungen mit vorwiegend männlichen Vollstreckern schwärzester Heimpädagogik immunisierten ihn gegen eine Identifikation mit männlichen »Vorbildern«. Das hieß, die patriarchale Hirnwäsche, deren Grundzüge auf der Entwertung des Weiblichen beruhen, hatte in seiner Einstellung zur Frau relativ wenig Schaden anrichten können. Als Felix seine Mutter mit neun Jahren verlor, hatte sein Frauenbild noch kaum Trübungen durch Geringschätzung und Entwürdigung bekommen, wie das sonst in unserer Gesellschaft zum Alltag gehört. Die frühe Trennung führte wohl eher zu einer Überhöhung, ja vielleicht gar zu einer Idealisierung des Weiblichen. Er blieb seinem ursprünglichen Bild treu, das von seiner durchwegs positiven Erfahrung mit der Mutter geprägt war, und er war bereit, es immer und überall zu verteidigen. Und genau das war meine Chance. Mit ihm erlebte ich, wie es sich anfühlt, wenn Frauen nicht entwertet, auf die Grenzen ihrer traditionellen weiblichen Rollen zurecht gestutzt und auf erotische Stimulansfunktionen reduziert werden. Das verlieh mir ein völlig neues Selbstwertgefühl.

Als dann meine Wechseljahre wie ein Blitz aus heiterem Himmel einschlugen, kam ich allerdings in große Bedrängnis. Schluss jetzt. Das ist das Aus. Felix war anderer Ansicht. Einmal bewahrte ihn seine eigene Jugendlichkeit vor der Panik, ebenfalls in den Abgrund des Altwerdens gerissen zu werden, zum anderen schützte mich seine wertschätzende Einstellung Frauen gegenüber.

Was? fragte er, Wechseljahre? Wie aufregend!

Das wars.

Meine depressive Verstimmung hielt nicht lange an.

Ich machte mich auf den Weg, Neuland zu entdecken. Ich wollte wissen, weshalb Frauen in die Wechseljahre kommen und vor allem, ob sie ihnen auch nützlich sein können. Obwohl ich damals noch kaum darüber nachgedacht hatte, war es für mich klar, dass sie einen tieferen Sinn haben mussten. Ich erforschte die Anzeichen, fragte nach deren Bedeutung und war überwältigt von dem, was ich da herausfand. Es fühlte sich plötzlich wie ein Neubeginn an. Und ich war alles andere als bereit, Wechseljahre mit einer Abdankung gleichzusetzen.

Ich erzählte vielen Frauen von meiner aufregenden Entdeckung. Um nicht jedesmal die gleiche Geschichte erzählen zu müssen, schrieb ich mein erstes Buch »Feuerzeichenfrau«. Ich schrieb in den Morgenstunden, bevor ich um zehn Uhr die ersten Patientinnen und Patienten in meiner Praxis empfing. Aber schon in der Nacht zuvor, begann ich das Bühnenbild aufzubauen, stellte die Menschen in die Kulisse und komponierte ihre Texte. Lustvoll tippte ich eifrig nach dem Aufstehen die Ergebnisse der nächtlichen Vorbereitung in meine Schreibmaschine. Oft genug drohte ich vor Ungeduld zu platzen, weil ich dem qualvollen Prozess der Verlangsamung durch das Schreiben kaum standzuhalten vermochte.

Ich hatte mich damals gerade wieder mit meiner Freundin Cora ausgesöhnt, die mir über Jahre meinen Ehemann ausgespannt hatte. Sie war sieben Jahre lang seine heimliche Geliebte gewesen, und außer mir hatten die meisten unserer Freunde von diesem Verhältnis gewusst. Ich ahnte nichts. Nur gelegentlich beschlich mich ein diffuses Gefühl, langsam durchzudrehen und verrückt zu werden. Da waren die Träume. Depressionen. Ängste. Und alles ohne Grund, wie mir mein Verstand weismachen wollte! Während mich mein Gefühl immer wieder fragen ließ: Was stimmt in diesem Laden eigentlich nicht? Die vielen Gespräche mit meinem Ehemann, die mich hätten beruhigen sollen, verwirrten mich zunehmend. Um nicht hysterisch zu werden, trainierte ich mich darauf, nicht auf mein Gefühl zu hören und mir einzureden, alles stehe doch zum Besten. Das aber hatte zur Folge, dass ich allmählich davon überzeugt war, dass etwas mit mir nicht in Ordnung sein konnte. Es folgten Nervenzusammenbrüche, Angstattacken und Panik, möglicherweise noch in einer psychiatrischen Klinik zu landen. Dann flog die heimliche Affaire auf und ging in aller Offenheit weiter, schließlich waren wir modern und hatten ohnehin eine gewisse Verachtung für die konventionellen Beziehungsnormen. Ich weiß nicht, was grausamer ist, belogen zu werden, den Braten zwar zu riechen und die Orientierung zu verlieren, weil man spürt, dass irgendetwas nicht stimmt, oder die Wahrheit zu kennen, über alles unterrichtet zu werden. Was ist, wenn es heißt: Heute Abend bin ich bei Cora. Ich verbringe dort die ganze Nacht und komme erst gegen Morgen. Ich liebe Cora. Dich auch. Aber ich kann ohne Cora nicht leben. Dann wie bescheuert im Bett sitzen und sich am Brief des Ehemannes festhalten, in welchem schwarz auf weiß geschrieben steht, seiner übergroßen und immerwährenden Liebe gewiss sein zu können. Er wolle nur das Beste für mich – flankiert von einem weit ausladenden Blumenstrauß auf dem viel zu kleinen Nachttisch, und auf seine baldige Rückkehr von der Geliebten hoffen. Blütenblätter zupfen, er liebt mich, er liebt mich nicht, er liebt mich … Gegen Morgen das erlösende Geräusch. Sein Auto. Er kommt. Gerettet. Gerettet bis zum nächsten Mal. Einmal in der Woche durch die Hölle gehen. Dazwischen Hass, abgrundtief, vor allem auf sie. Sie war es, die ihn verführte, ihn nicht aus den Klauen ließ. Sie hatte sich wie eine Zecke in sein Fell gebissen, er war hilflos und beinahe etwas zu bedauern. Ich entschuldigte ihn. Er konnte nichts dafür, er war nur Opfer. Irgendwie konnte ich ihn sogar verstehen, schließlich war sie klüger, viel schöner als ich und vor allem – und das war aus damaliger Perspektive ein unschlagbarer Pluspunkt – da sie unter Magersucht litt, sehr viel schlanker. Ich war wütend auf sie, und trotzdem fehlte sie mir als Freundin, als Vertraute und Beichtschwester. Ich litt unter der Trennung von ihr. Und als ich es nicht mehr aushielt, versöhnte ich mich mit ihr und machte sie wieder zu meiner Freundin. Ich fand sie noch schöner als zuvor und noch schlanker als je, was die Sache noch komplizierter machte. Ich bemühte mich redlich, mich in dieser Dreierkonstellation zurecht zu finden, ideologisch von der 68er Generation und ihren Forderungen nach offenen Beziehungen flankiert. Aber es wollte mir nicht gelingen, meinen Platz zu finden. Mitten in meinem Psychologiestudium besuchten mich die ungemütlichen alten Gesellen aus der Zeit der Heimlichkeit und ließen mich nicht mehr aus ihren Klauen, die Depressionen und Ängste wurden immer bedrohlicher, nun aber erhielten sie wenigstens einen klinischen Namen.

Dann kam Felix in mein Leben. Der Spuk war vorbei. Es dauerte nicht mehr lange, und ich packte meine Kinder und ging. Der Ehemann war weg, die Freundschaft zu Cora blieb. Und als sie ihn kurze Zeit danach ebenfalls verließ, war nichts Trennendes mehr zwischen uns. Ich schrieb das Buch über Wechseljahre und Cora fand den Verlag dafür. So bin ich meinen Ehemann los geworden und habe dafür einen Verlag bekommen. Danke, Cora.

Mit der Veröffentlichung von »Feuerzeichenfrau« aber begann schlagartig ein neues Leben. Vortragsreisen. Seminare. Interviews. Phototermine. Fernsehauftritte: Unterwegs sein und gleichzeitig zu Hause am Computer sitzen und neue Bücher schreiben; die beste Mutter sein wollen, um die bei den Kindern durch die Scheidung entstandenen Defizite zu kompensieren; die wunderbar aufregend zärtlich-leidenschaftliche Geliebte abgeben wollen, denn schließlich war er doch elf Jahre jünger und so weiter; als Familienernährerin möglichst potent sein, denn es sollte uns allen nicht nur an nichts fehlen, sondern darüber hinaus auch noch Dies und Jenes möglich sein; kreative Gründerin des Frauenseminars sein und dynamisch das Unternehmen managen, neue, intelligente und dem neuesten didaktisch-pädagogischen Stand entsprechende Ausbildungskonzepte entwickeln und nebenbei noch unzählige Vorträge halten, selbstverständlich erfolgreich und überzeugend. Ein Überforderungsprogramm vom Feinsten –

für Frauen nicht untypisch. Das Wechselbad zwischen selbstüberschätztem Höhenflug und Absturz in die Selbstentwertung war vorprogrammiert. Die Realität wies mich in die Schranken. Trotzdem fühlte ich mich prächtig. Zwischenlandungen auf dem harten Boden des eigenen Unvermögens vermochten das Gefühl, endlich aus dem Vollen zu schöpfen, nicht zu schmälern. Seit der Trennung von meinem Ehemann waren alle meine Ängste wie vom Erdboden verschluckt, ich entwickelte sogar eine psychische Robustheit, die mich selbst am meisten überraschte. Aber das Wichtigste: Ich war endlich selbsthandelnd und konnte über mein Leben weitgehend selbst bestimmen.

Eine gewisse materielle Unabhängigkeit einerseits, die Partnerschaft mit Felix andererseits boten mir vor den üblichen Entwertungen, denen Frauen in unserer Gesellschaft ausgesetzt sind, Schutz. Zweifellos eine ziemlich komfortable Situation. Da ich nicht einen großen Teil meiner Energie dafür einzusetzen hatte, Kränkungen und Demütigungen zu verarbeiten, war es mir möglich, mich darauf zu konzentrieren, die Stellung der Frau in unserer Gesellschaft zu untersuchen. Zudem hatte ich meine Eheprobleme vom Hals, die mich vorher derart in Beschlag genommen hatten, dass ich nicht in der Lage war, mich mit Themen wie Emanzipation zu beschäftigen. Ich schwamm zuerst um mein Leben, nun begann ich, mir die Welt etwas genauer anzusehen.

Die Demütigungen, denen ich ausgesetzt war, hielten sich in Grenzen, und Felix, der durch dick und dünn an meiner Seite ging, fing den einen oder anderen für mich gefährlichen Stoß ab.

Wenn ich damals die Grundsatzfrage über die Rechte der Frau doch noch aus einer etwas geschützten Position untersuchen konnte, so will es mir heute, was die Diskriminierung älter werdender Frauen betrifft, nicht mehr gelingen. Mit zunehmendem Alter stehe auch ich mitten im Regen der Abwertung. Mein Leben, mehr oder weniger in der Öffentlichkeit, beschert mir dieses Problem besonders üppig. Wie kann ich als Frau in Würde altern, während alle mir dabei zusehen? Wie kann ich jede sich abzeichnende Falte in meinem Gesicht als Zeichen reicher Lebenserfahrung begrüßen und mit jedem weißen Haar die sprachliche Verwandtschaft zum Weisewerden als Botschaft verstehen? Wie kann ich mich neugierig auf eine Lebensphase einlassen, die vor allem für die Frau wenig Gutes verheißt und einen zum ansteigenden Alter proportional geringer werdenden Status mit sich bringt? Wohin mit dieser unfassbaren Scham, überhaupt da zu sein und sich nicht einfach in Luft auflösen zu können?

Kameras werden zu fürchterlichen Feinden: Ja, lächeln Sie etwas in die Linse! Noch etwas mehr!

Und jetzt den Kopf noch etwas schief halten, Hals strecken! Und Zähne zeigen! Das Lächeln will nicht mehr. Gefriert im Gesicht wie ein vergessener Tümpel in klirrender Winterkälte. Jeder Impuls, mich noch vorteilhaft in Pose werfen zu wollen, scheitert peinlich, erstickt im Lächerlichen. Wie auch immer. Selbst wenn die Fotos freundlich verhüllen, weichzeichnerisch beschönigen – es ist niemals so, wie ich es mir insgeheim wünsche.

Ironie der weiblichen Existenz: Als ich jung war, hätte ich alles darum gegeben, abgelichtet zu werden, mit etwas Heilsalbe die vom Vater zugefügte Wunde des Vergessenwerdens zu bedecken! Heute sträubt sich alles vor dieser qualvollen Konfrontation mit dem grellen Scheinwerferlicht. Nein. Diese Pein ist nicht auf einen narzißtischen Aspekt zu reduzieren. Es ist viel mehr. Es ist ein letztes Ringen um Würde.

Aber das Qualvollste ist, die Schizophrenie im eigenen Hirn auszuhalten: Obwohl ich felsenfest davon überzeugt bin, dass der Wert eines Menschen nicht von seiner äußeren

Attraktivität abhängt und im Falle der Frau nicht nur in der Möglichkeit besteht, beim Betrachter erotische Fantasien in Gang zu setzen oder gar sexuelles Begehren zu wecken, lauert der Abgrund der Entwertung auf Schritt und Tritt. Es laufen parallel zwei sich gegenseitig bekämpfende Lebenseinstellungen ab. Und je nach dem, welche vorherrscht, bin ich mir wohlgesonnen oder feindlich gestimmt.

Einerseits erlebe ich einen unbeschreiblichen Kraftschub, fliege durch geistige Etagen, begreife Zusammenhänge, die für mich bis dahin im Dunkeln lagen, greife zurück auf geschichtliche Ereignisse, verstehe ihre Hintergründe und fühle mich prächtig. Endlich der Welt näher kommen. Ebenso mir selbst. Einverstanden sein mit mir. Andererseits, meist unerwartet, überkommt mich ein Gedanke, erwischt mich ein Geruch, dringt ein kränkendes Wort in mein Ohr und trifft mitten ins Zentrum. Und ich bin hundertfünfzig Jahre alt. Gebrechlich. Tatterig. Taub. Kurz, ein schrecklich altes und verrunzeltes Weib. Ich will schreien, das Unrecht zwischen einem weiblichen und einem männlichen Dasein in die Welt hinausschreien. Aber mitten im Aufbäumen knickt die Wut wie morsches Geäst, fällt ächzend in sich zusammen. Und wenn ich Glück habe, steht eine tröstliche Antifaltencreme in Reichweite, lockt ein verheißungsvoller Prospekt, präsentiert hochglanzvoll ungarische preisgünstige Verjüngungsoperationen, worin zu sehen ist, wie aus einer verschrumpelten Halsschwarte ein spiegelglattes Schwanenhälschen hervorgezaubert wurde, wie einem durch viele Jahre hindurch entstandenen kolossal dicken Bauch mit den neuesten Fettabsaugmethoden zu Leibe gerückt wird. Obwohl längst bekannt ist, dass das abgesaugte Fett spätestens nach zwei Monaten wieder an der alte Stelle sitzt, und ich weiß, es ist alles Lug und Trug, will ich in einem solchen Moment an das Wunder glauben – wie ich über Jahrzehnte den Versprechungen neuester Diäten geglaubt habe, mit dem Resultat, nach jeder Kur nochmals ein paar Pfunde zuzulegen.

Die eigene Verdummung zu erleben, Lügen zwar glasklar zu durchschauen und dennoch den Wunsch zu haben, an das Vorgegaukelte zu glauben – diese Erfahrung verunsichert zutiefst.

Während Männer weit über siebzig, ja selbst achtzig hinaus in sämtlichen öffentlichen Positionen anzutreffen sind, gibt es ältere Frauen nur noch im Hinterzimmer. Auf dem Alterssitz. Im begleiteten Rentnerinnenurlaub. Wir sind weit davon entfernt, Gleichberechtigung zu praktizieren, und dies ist in allen Lebensphasen so.

Nicht wenige Männer fangen mit sechzig nochmals von vorne an. Das Heer junger Frauen, die von ihren Vätern vernachlässigt oder gar vergessen wurden, ist immens und erneuert sich stets. Das Vaterdefizit treibt sie zielsicher dem älteren Herrn in die tröstenden Arme, der sich prompt in die fünfundzwanzigjährige verliebt, per Scheidung die etwa gleichaltrige Ehefrau entsorgt, nochmals heiratet und flink Nachwuchs zeugt. Ausgemusterte Frauen im Rentenalter bleiben bis ans Lebensende mit größter Wahrscheinlichkeit allein und können von Glück reden, wenn sie nicht beim Sozialamt landen. So ist das. In einem Patriarchat ist es schwer, als Frau in Würde älter zu werden.

Meine Empörung ebbt nicht ab. Im Gegenteil: Sie steigt von Jahr zu Jahr.

Letzte Woche war ich bei meiner Ärztin. General-Check. Alles in bester Ordnung. Bin ich nun alt? wollte ich wissen. Nein, ich befände mich im Vorabend, im jungen Alter sozusagen. Heutzutage würde man medizinisch erst ab dem achtzigsten Lebensjahr vom eigentlichen Alter sprechen. Das beruhigt. Es muss doch möglich sein, freiwillig auf die Tricks der Schönheitschirurgie zu verzichten. Sich selbst zu-

zuprosten und zu sagen: Ja, es ist gut so. Dann also: Auf die nächsten dreißig Jahre! Mein Gott, fast ein halbes Leben, das noch vor mir liegt. Und wenn es mir gelingt, auch noch die spielverderberischen Selbstkränkungen aus dem Weg zu räumen, dann liegt vor mir noch eine große Zeit.

II

Abschied vom Traumland

> Träum' deine Träume groß genug. Bis sie auf der Erde ankommen, sind sie ohnehin kleiner geworden.
>
> *Indianisches Sprichwort*

Der Wecker klingelt. Es ist drei Uhr früh. Felix liegt regungslos neben mir auf der Matratze am Boden. Und es ist kalt. Wilhelm hantiert bereits unten in der Küche. Der Duft von Bohnenkaffee verbreitet sich durchs ganze Haus.

Dann geht alles sehr schnell: In die herum stehenden Taschen, Koffer und Plastiktüten allerlei hinein stopfen, was in der Vorbereitung keinen ordentlichen Platz gefunden hat.

Wir fahren in zwei Autos, wenn möglich hintereinander. Selten war der Nebel derart dicht, zudem schneit es ununterbrochen. Unter der dicken Schneedecke liegt die Straße spiegelglatt. Beide Fahrzeuge sind bis unters Dach mit Computern und anderen elektronischen Geräten beladen.

Unsere Haushälterin, Madame Pauffard, fährt aus sprachlichen Gründen mit Felix im komfortablen Geländewagen mit Vierradantrieb und rutschsicher. Ich fahre mit Wilhelm in einem ziemlich klapprigen Auto ohne Winterreifen, das ihm seine dreiundachtzigjährige Tante freundlicherweise ausgeliehen hatte.

Der Fahrer mit dem Umzugstransportauto ist bereits vor Mitternacht losgefahren. Nein, er wolle kein Risiko eingehen, dass der Motor nach einer eisig kalten Nacht morgens um drei

Uhr nicht anspringe. Er würde an der französisch/schweizerischen Grenze auf dem Zollhof auf uns warten, weil das Umzugsgut, das detailliert in endlosen Listen aufgeführt ist, den Zoll zusammen passieren muss.

Tief in meinen großen pelzgefütterten Kapuzenmantel eingehüllt, halte ich in diesem Moment die Welt für in Ordnung, gutgläubig bereit, wie es eher meine Schwäche ist, der Unbill des Lebens zu begegnen. Wilhelm fährt und schweigt. Und das ist gut so. Gelegentlich geraten wir etwas ins Schleudern, was weiter nicht schlimm ist. Er fängt es auf, routiniert. Langjährige Erfahrung verleiht ihm Gelassenheit.

Ich habe also Zeit, ungestört Abschied zu nehmen. Mein einst heiß ersehnter Traum vom Schloss in Frankreich verblasst im winterlichen Nebel, und ich trete die lange Rückreise in die Schweiz an. Irgendwann sind alle Träume ausgeträumt. Mein Traum hat immerhin fünf volle Jahre der Realität stand gehalten und ließ keine Zweifel an der Richtigkeit meiner Entscheidung aufkommen, nach Frankreich auszuwandern. Im Gegenteil. Ich war begeistert. Ich schwärmte und erzählte allen, die es hören und auch jenen, die es nicht hören wollten, dass der Himmel nirgendwo blauer und heiterer sei und dass die Wolken in keinem anderen Land der Welt derart spielerisch und unbeschwert durch den Äther wandern, und dennoch wie das Ensemble eines Balletts in größter Aufmerksamkeit stets bereit sind, sich blitzschnell zu einer höchst dramatischen Szene zu formieren. Und auch die Menschen seien nirgends liebenswürdiger, galanter und höflicher. In die Sprache hatte ich mich bereits vor einigen Jahrzehnten verliebt, wie ich mich nie zuvor in einen Mann verliebt hatte. Dies allerdings behielt ich für mich.

Frankreich, meine Jugendliebe, unerwidert wie die ersten Verliebtheiten und Schwärmereien, hinterließ bereits früh Spuren. Zuerst lernte ich die französische Schweiz kennen.

Meine Mutter steckte mich als Aupair in eine Familie – in der Hoffnung, dass mir dort die völlig fehlenden Kenntnisse der Haushaltsführung beigebracht würden. Da ich aber das unerwartete Glück hatte, bei einer Musikerfamilie zu landen, die wenig Wert auf einen geordneten häuslichen Ablauf legte, war ich nach einem Jahr weder in der Lage, ein einfaches Menu zu kochen, noch ein Hemd zu bügeln. Aber ich sprach fließend französisch und träumte in dieser Sprache. Die Dreigroschenoper konnte ich auf Deutsch auswendig, da Monsieur einen derartigen Narren an ihr gefressen hatte, dass er stundenlang an seinem Flügel saß, dazu sang und mich immer wieder für Übersetzungseinsätze beanspruchte. Ich las Brecht und die französischen Existentialisten, sonntags saß ich mit den Kindern vor dem Radio und hörte klassische Konzerte, die ihr Vater dirigierte.

Nach einem Jahr war es mit dem unbeschwerten Leben vorbei. Inzwischen hatte sich eine meiner Schwestern mit einem Franzosen verheiratet, der mir wenigstens ermöglichte, die Sprache nicht ganz in Vergessenheit geraten zu lassen. Schließlich war er es dann, der mich auf die Schönheit seines Landes aufmerksam machte, ganz besonders die Architektur der Schlösser begann mich zunehmend zu fesseln.

Historische Bauten übten auf mich seit jeher eine eigenartige Faszination aus. Wer weiß, ob ich mir diese Vorliebe nicht bereits in der Wiege angeeignet hatte. Meine Mutter nahm mich immer im Kinderwagen auf den Bauernhof mit, der zu einem Schlossgut gehörte, auf dem sie gelegentlich aushalf, um das karge Kriegsbudget mit Nahrungsmitteln aufzubessern. Dort stellte sie mich in den Schatten einer alten Kastanie, während sie arbeitete. Vielleicht sind es diese frühen Erinnerungen, die in meinem Gedächtnis hängen geblieben sind. Während viele Menschen vom Meeresstrand träumen, faszinierte mich der Gedanke, mich im kühlen, schattigen Geäst behaglich zu wiegen, eingebettet in saftiggrüne Blätter, zwischen Himmel und Erde. Ich habe mich stets seelisch in Baumkronen ausgeruht und beheimatet gefühlt. Kürzlich erfuhr ich von der Möglichkeit, statt mit einem schweren Grabstein auf der toten Brust in der Erde zu ruhen, die letzte Behausung zwischen den Wurzeln eines Baumes zu finden. Statt auf einem kahlen Friedhof die Hinterbliebenen zu nerven, weil sie sich stets um pflegeleichtes Grünkraut zu kümmern haben, in einem »Friedwald«[1] aufgenommen zu werden und in den ewigen Kreislauf der Jahreszeiten zurück zu sterben. Ich werde mir, sobald ich in der Schweiz bin, einen Baum auswählen. Den will ich oft besuchen, werde mich mit ihm anfreunden, alles mit ihm vorbesprechen, um meine Ruhestätte einzurichten.

Die Vorstellung des Sterbens gehört seit einiger Zeit zu meinem Leben. Nicht weil ich krank bin, sondern vor Gesundheit strotze. Und manchmal, nachts, wenn ich nicht schlafen kann und in die Vergangenheit zurückblicke, bin ich überrascht, wie lange ich schon auf dieser Welt bin. Wenn ich aber in die Zukunft blicke, dann erschrecke ich, denn ich erahne noch eine lange Zeit, die vor mir liegt. Und ich habe nur eine einzige Befürchtung, dass Gott dereinst vergessen könnte, mich zu sich zurück zu holen, vielleicht wie ein viel beschäftigter Fischer versäumt, ein Netz einzuholen, das sich irgendwo in einer abgelegenen Felsenklippe verhakt hat und umsonst darauf wartet, endlich aus dem Sog der Strömung befreit zu werden.

In vielen Menschen schlummert ein archetypisches Wissen über die Analogie zwischen Mensch und Baum. Der große Sturm, der in den letzten Tagen des ausgehenden Jahrtausends in Europa wütete und zahlreiche Bäume wie Streichhölzer knickte oder mitsamt den Wurzeln durch die Luft wirbelte, löste großes Entsetzen aus, das sich wie selbstverständlich mit der tiefen Betroffenheit und Trauer über die zu beklagenden Opfer vermischte.

Ebenso wecken Schlösser, Burgen, historische Gebäude und Ruinen Urerinnerungen, die in das reale Leben nur schwer einzuordnen sind. Vielleicht ist es mit der Notwendigkeit verbunden, über die Zeitdauer seines eigenen Lebens hinaus zu denken, sich plötzlich im großen Herzschlag der Unendlichkeit vergangener Äonen als flüchtigen Atemzug zu erkennen. Bäume und Häuser, die als Zeitzeugen eine Geschichte in sich tragen, erfahren indessen in unserer Kultur sehr viel mehr Achtung und Wertschätzung als der alte Mensch, der über die Erfahrung einer langen Vergangenheit verfügt. Weshalb klappt bei uns die Übertragung dieser Metapher nicht im menschlichen Bereich – ganz besonders, wenn es sich um Frauen handelt? Weshalb ist es nicht möglich, genauso ehrfurchtsvoll einer alten Frau wie einem historischen Gebäude zu begegnen, staunend, neugierig, wissenshungrig, wertschätzend?

In unserem patriarchalen Ordnungssystem bricht die Bedeutung und Brauchbarkeit des Weiblichen als ausschließlich erotische Stimulierung männlicher Phantasien spätestens in den Wechseljahren ein. Wenige Frauen können es sich leisten, auf den begehrlichen Blick eines Mannes zu verzichten, besonders wenn sie bereits als kleines Mädchen wenig Resonanz von väterlicher Seite erreicht hatten oder von ihm ganz vergessen wurden. Das Desinteresse hinterlässt Spuren und wird das Kind dazu veranlassen, künftig dafür zu sorgen, dass es nicht so leicht übersehen werden kann. Es entwickelt Strategien und Verhaltensmuster, wie z. B. gefallen-müssen, die es dann auch als Erwachsene beibehalten wird. Eine Gefall-Tochter wird im Berufsleben als Sekretärin darauf angewiesen sein, durch ihr äußeres Erscheinungsbild das Auge des Chefs zu stimulieren, und falls sie aus Altersgründen diese Funktion nicht mehr zu erfüllen vermag, wird sie ihren Platz einer Jüngeren überlassen müssen, ungeachtet ihres Wissens und ihrer Kompetenz. Ob Journalistin, wissenschaftliche Mitarbeiterin,

Verkäuferin oder Politikerin: Gefall-Töchter werden sich stets darum bemühen, ihrem Chefredakteur, Professor, Abteilungsleiter oder Parteiboss wohlgefällig zu sein. Solange die Chefetagen durchwegs männlich besetzt sind – bis auf kümmerliche vier Prozent – wird sich an diesem Muster nichts ändern. Mit fatalen Folgen. Frauen dürfen nicht älter werden. Mit den Wechseljahren kommt die »als-ob-Zeit«. Wir tun so, als ob wir jünger wären. Die Folge davon ist, dass wir nicht mehr wissen, wie eine veritable Fünfzigjährige, Sechzigjährige, Siebzigjährige aussieht. Die Fünfzigjährige wird für eine Vierzigjährige gehalten, die Frau von sechzig Jahren wirkt wie eine von fünfzig und die achtzigjährige Dame erscheint um ebenfalls mindestens zehn Jahre jünger. Doch irgendwann ist dieser Verjüngungsprozess nicht mehr machbar. Die plötzliche Konfrontation mit dem Medien-Antlitz etwa von Inge Meysel oder der kürzlich verstorbenen Beate Uhse lässt uns dann vor Schreck derart erstarren, dass wir uns selbst mit den Worten beruhigen müssen: »Die muss aber weit über hundert sein«.

So verständlich es ist, dass keine Fünfzigjährige so aussehen möchte wie ihre Mutter oder Großmutter damals mit fünfzig, so verheerend ist die Auswirkung. Es gibt in der heutigen Zeit kaum Frauen, die dem Reichtum ihres tatsächlichen Alters entsprechend in Erscheinung treten. Lichtfiguren wie die Politikerin Hildegard Hamm-Brücher oder die Psychoanalytikerin Margarete Mitscherlich sind da Ausnahmen. Sie sind in der Öffentlichkeit selten zu sehen, so dass man befürchten muss, dass sie als Exotinnen, als Ausnahmefälle verstanden werden. Somit haben Frauen keine Vorbilder, keine Zukunftsvisionen, keine Perspektiven, ihre eigene sich im fortschreitenden Alter verändernde und stets neu zu gestaltende Identität zu finden.

Wenn wir aber keine klaren Vorstellungen haben, wie die

Anzahl unserer Jahre äußerlich zur würdigen Darstellung zu bringen ist, greifen wir zu unbrauchbaren Bildern. Im Friseursalon wählen wir eine Frisur, die einer Achtzehnjährigen gut zu Gesicht stünde, in der Boutique zwängen wir uns in glänzende Elasticfähnchen, die jungen Mädchen auf den Leib geschnitten sind. Damit begeben wir uns aus dem Hoheitsgebiet der Würde und hopsen im Discolook, als ob wir gerade einer Karnevalsveranstaltung entwichen wären.

Vorbilder haben Gestaltungskraft, beeinflussen das Unbewusste. Ich habe einige Biographien dahingehend untersucht, ob die Protagonisten oder Protagonistinnen in der Vergangenheit bereits Vorarbeit geleistet hatten, indem sie klare Ziele und Visionen hatten. Es gibt kaum Präsidenten, Kanzler, berühmte Schauspieler oder Schauspielerinnen, erfolgreiche Sportler oder Sportlerinnen, die nicht in frühester Jugend vom Berühmtwerden träumten und sich klare Vorstellungen machten. Mit der Bebilderung ihrer Zukunftsvisionen gaben sie ihrem Unbewussten genaue Regieanweisungen vor. Gerhard Schröder trug seinen Plan, Kanzler zu werden, bereits als Jungsozialist im Kopf. Der einst weltberühmte Fußballer Diego Maradona träumte als Fünfjähriger davon, der größte Fußballstar auf der Welt zu werden und die Moderatorin erzählte in einem Interview, dass sie bereits als junges Mädchen mit einem fantasierten Mikrofon im Wohnzimmer herumstolzierte und real nicht vorhandene Menschen befragte.

Vorstellungsbilder werden vom Unbewussten als Bauplan für die Zukunft aufgenommen, dirigieren unser Verhalten und wirken sich auf sämtliche Entscheidungen aus. Das gilt leider auch für Zukunftsängste und Befürchtungen aller Art. Die ständige Beschäftigung mit negativen Prophezeiungen lässt das Gefürchtete in unserer Fantasie bereits derart lebendig vor unseren Augen entstehen und wird von unserem Unbewussten abgespeichert. Dadurch steigt die Chance tatsächlich, dass sich das, was wir vermeiden wollten, prompt erfüllt.

Nach den Wechseljahren tappen viele Frauen blind, ohne Vision und Vorstellung in die vor ihnen liegende Zeit. Sie blicken zurück auf die Vergangenheit und orientieren sich an dem, was für sie längst vorbei ist. Und alles ist auf den einen Punkt zentriert, die Spuren der Zeit zu verwischen. Dieser Kampf der Frauen gegen die Zeichen des Älterwerdens sichert dem Mann weiterhin seine Position. Würden wir diese Energie nur auf unsere Fähigkeiten und Kompetenzen lenken, wir könnten mehr Anspruch auf gehobene Positionen in sämtlichen Bereichen der Gesellschaft erheben.

Eine exakte Vision spielt nicht nur für die Gestaltung des Älterwerdens eine große Rolle, sondern grundsätzlich dafür, wie wir uns unsere Zukunft wünschen. Vor meinem Umzug nach Frankreich hatte ich mein künftiges Schloss seit langem mental erbaut und jedes Detail nach meiner Vorstellung gemeißelt. Längst bevor ich mich aus beruflichen Gründen mit der Möglichkeit einer gezielten Beeinflussung des Unbewussten zu beschäftigen begann, war mir klar, dass zuerst alles als Bild im Kopf vorhanden sein muss. Ohne zu wissen, was ich tat, entwarf ich das Bühnenbild, konstruierte einen Lebensplan und schrieb das Drehbuch dazu, bis hin zu genauen Regieanweisungen. Selbstverständlich sah ich mich dabei nie als ältere Frau, sondern immer jung und dynamisch. Zudem ist mir in meinem mentalen Entwurf ein weiterer gravierender Fehler unterlaufen: Ich hatte die Umgebung nicht mit in meinen Plan aufgenommen und deshalb die Bäume vergessen.

Als ich – eher per Zufall als aufgrund einer seriösen Recherche – herausfand, dass die Finanzierung eines Schlosses in Frankreich etwa der finanziellen Belastung eines Reiheneinfamilienhauses in der Schweiz entspricht, war ich nicht mehr zu halten.

Ich schlug sämtliche Ermahnungen in den Wind. Und ich würde auch heute nicht auf die Unkenrufe derjenigen hören, die jedem Wagnis ängstlich aus dem Weg gehen, dabei auf der eigenen Bremse stehen und das Leben daran hindern, sich zu erfüllen. Ich habe es immer vorgezogen, meine Pläne unbeirrt zu verfolgen, auch wenn sich hinterher herausstellten sollte, dass einige Korrekturen nötig oder Vieles sogar völlig falsch war. Es hat mir auch nicht besonders viel Mühe gemacht, Fehler zu machen. Wäre es mir nicht gelungen, zu meinen Missgriffen ein beinahe freundschaftliches und vor allem experimentelles Verhältnis aufzubauen, hätte ich wohl meinen Jugendfreund, der mich in der Garage schwängerte, geheiratet.

Die Chance, dass mir Fehler unterlaufen, ist groß. Und wenn es mir auch nicht gelungen ist, alle auszubügeln, bereue ich sie in keiner Weise. Und die meisten würde ich auch mit dem heutigen Wissensstand nochmals wiederholen und, mit größter Wahrscheinlichkeit, sogar ziemlich lustvoll. Bei der Ausführung eines getroffenen Entscheids bereits zu wissen, dass es sich um ein abenteuerliches Unterfangen mit ungewissem Ausgang handelt, setzt nicht nur jene Kräfte in Bewegung, die sonst in der Komfortzone Gewohnheit irgendwo vor sich hindösen, sondern aktiviert sämtliche Ressourcen. Sich aber auf unsicherem Boden zu bewegen, erhöht die Aufmerksamkeit um ein Vielfaches. Schließlich gibt es Aufgaben, die nur noch zu lösen sind, wenn sämtliche kreativen und schöpferischen Impulse zum vollen Einsatz kommen. Mit dieser inneren Einstellung hatte ich vor einigen Jahren das Château erworben, unterstützt und ermuntert von Felix, dessen große Stärke zweifellos darin liegt, sich auf Projekte einzulassen, die von allen anderen als völlig aussichtslos bezeichnet werden.

Die erste Zeit lebten wir unbekümmert wie zwei Kinder, neugierig und zu jedem abenteuerlichen Unterfangen aufgelegt.

Das beinahe baumlose Grundstück war der einzige wirklich große Makel, den ich aber in der anfänglichen Euphorie erfolgreich verdrängte. Obwohl ich nach dem Kauf des Hauses sofort begann, zahlreiche Pappeln, Birken und Eschen zu pflanzen, wollten die Bäume nicht gedeihen. Sie gingen alle ein. Die einen unverzüglich, die anderen kränkelten dahin. Der Mensch ist zwar in der Lage, gigantische Wolkenkratzer aus Beton und Stahl zu erbauen und – wie die Terroranschläge auf das World Trade Center in New York City zeigten –, sie auch genauso wieder zu vernichten. Wenn es aber darum geht, einen bescheidenen Hain entstehen zu lassen, genügt der menschliche Gestaltungswille nicht und es gelten andere Gesetze. Da stand ich, ratlos, hilflos und musste mit ansehen, wie mitten im Sommer der Saft aus den lindgrünen Blättern zurückwich, sie sich zusammenzogen und kräuselten, um schließlich ganz abzufallen. Dann standen die kahlen Stämme da, winterlich erstarrt, als ob sie sagen wollten: nein danke. Niemand kannte den Grund. Auch der Gärtner nicht. Wir haben es noch einige Male versucht. Ohne Erfolg. Mir hat dies alles zugesetzt. Und ich glaube, dass da zum ersten Mal der Gedanke aufblitzte, die Ungastlichkeit meines Grundstücks zu verlassen und wieder in die Schweiz zurück zu kehren.

Es ist wie bei einer Scheidung. Der Entschluss, sich vom Partner oder der Partnerin zu trennen, wird nicht in einem einmaligen Akt der Erkenntnis getroffen und sogleich in die Tat umgesetzt. Zunächst taucht ein Gedanke auf, schießt wie ein Fisch aus dem Wasser, und schon ist er wieder verschwunden. Oder eine leise Verunsicherung schleicht wortlos ins Gemüt und hinterlässt lediglich eine nur schwer in Worten fassbare Beunruhigung. Und erst viel später erinnert man sich an erste Zweifel. Im Nachhinein aber, wenn bereits Jahre verflossen sind, fällt es oft schwer, sich überhaupt noch daran zu erinnern, was denn eigentlich den Ausschlag zur Trennung gegeben hat.

Je größer die Sehnsucht und der innige Wunsch nach etwas ganz Bestimmtem ist, um so schwerer wird die Arbeit sein, den Zweifeln, trotz der Vernebelung des Verstandes durch anfängliche Begeisterung, genügend Raum zur Verfügung zu stellen, damit sie sich zu einer vernünftigen Argumentation konstellieren. Da müssen oft eigenartige Dinge geschehen, bis wir bereit sind, einen Traum der zwingenden Realität zu opfern. Wir versuchen ja auch oft genug Beziehungen am Leben zu halten, obwohl sie längst in der Agonie liegen. Wir hängen noch immer einem Bild nach, das es bereits nicht mehr gibt. Vielen fällt es schwer zuzugeben, sich geirrt zu haben. Sie empfinden das Eingeständnis, einen Fehler gemacht zu haben, als Niederlage, als ein verhängnisvolles persönliches Scheitern. Das einzige aber, was wirklich schlimme Folgen hat, ist einen Irrtum nicht rechtzeitig zu erkennen und entsprechend zu korrigieren, denn es führt letztlich dazu, unsere gesamte Lebensgestaltung auf dem Gerüst von Fehlern zu konstruieren. Wenn wir mit dem Auto unterwegs sind und nur wenige Millimeter vom Mittelstreifen abkommen, ist das unbedeutend. Wenn wir aber nicht bald entschlossen korrigierend eingreifen, landen wir schließlich neben der Straße oder sogar auf der lebensgefährlichen Gegenseite.

Es gab mehrere Gründe, in die Schweiz zurück zu kehren, ähnlich wie bei einer Scheidung verschiedene Dinge das Fass zum Überlaufen bringen. Die Erinnerung arbeitet oft ungenau, verschleiert jene Bereiche, die ehemals kaum zu ertragen waren. Rückblickend verharmlost sie das einst als äußerst gravierend Empfundene, oder bauscht Kleinigkeiten zu unüberwindbaren Hürden auf.

Da sich Sehnsüchte in schillerndsten Farben irgendwo in uns einnisten und oft so lange keine Ruhe geben, bis sie sich erfüllen, ist es kaum zu vermeiden, dass die Realität möglichst lange ausgeblendet wird.

Der Wunsch vom Landschloss ist vergleichbar mit der Sehnsucht eines Mannes nach einer ganz bestimmten Traumfrau, einem platinblonden Busenwunder, einer dunkelhaarigen Leidenschaftlichen. Mancher Herr hat die unerquickliche Erfahrung am eigenen Leib machen müssen, dass die heiß ersehnten Zusammenkünfte mit der Angebeteten einem Vergleich mit dem, was sich in der Wirklichkeit tatsächlich abspielte, nicht im Entferntesten Stand zu halten in der Lage war. Und während sich die männliche Phantasie noch mühsam mit zugekniffenen Augen an Wunschbildern festklammert und sich in das geheimnisvolle Weiberfell hineinwühlt, reißt der mentale Faden jäh ab, der Mann landet auf dem ungastlichen Boden der Realität und begreift, dass in der Nacht schließlich alle Katzen grau sind. Er sieht sich plötzlich einem erheblichen Mehraufwand von zwingend zu erbringender Aufmerksamkeit gegenüber, um das leicht zu irritierende narzisstische Selbstwertgefühl der Attraktiven nicht zu gefährden. Kein Mann denkt daran, dass seine zur männlichen Stimulans hochgerüstete Superfrau irgendwann ohne verschönerndes Zubehör einfach normal vor ihm auftaucht: Die einst neckischen Locken hängen in schlappen Strähnen, der elfenbein schimmernde Teint ist plötzlich mit menschlichen Rötungen und kleinen Verunreinigungen versehen, den Busen umhüllt kein aufreizender push-up-BH mit Spitzeneinsatz, sondern ein ausgewaschenes schlampiges T-Shirt, die langen Beine stecken statt in Stöckelschuhen in bequemen Latschen und den knackigen Po, auf den er besonders scharf war, ziert kein Stringtanga, sondern er blubbert in grießbreifarbener Unterwäsche. Das ist der Moment, wo er aus allen Wolken fällt. Und wenn sich dann ein Mann plötzlich von der superattraktiv Schönen einer Unscheinbaren zuwendet, versteht es niemand – auch er selbst nicht.

Ähnlich war mein Schloss in der ersten Zeit mit Fantasiebildern überzuckert. Das erlesene, im voraus imaginierte genussvolle Gefühl, in bezaubernden Louis-Quinze-Räumen zu schreiten, umringt von Original-Boiserien, hier das Türchen einer Encoinure aus dem 17. Jahrhundert zu öffnen, dort vor Seidentapeten aus dem 18. Jahrhundert, ton sur ton, korrespondierend mit den spezialangefertigten schweren Brokatvorhängen, Hof zu halten, von nicht ganz so alten mehrarmigen Lüstern aus alten Glasbrennereien illuminiert, hält nicht länger an als die Männerfantasie von der Traumfrau.

Der schwerste Irrtum , der uns in der Fantasie unterläuft, ist die konsequente Weigerung, den Alltag mit seiner unsichtbaren Mühsal mit einzubeziehen. Irgendwann steht die Freude in keinem Verhältnis zur immer wieder neu zu erbringenden zusätzlichen Leistung. Genervt legt man den weiten Weg zwischen Bibliothek und Küche zurück, nur um sich eine Tasse Kaffe zu holen; fluchend schleppt man meterlange Baumstämme ins Cheminée im Esszimmer, weil es ohne diese zusätzliche Heizquelle überhaupt nicht zu machen wäre, obwohl das ganze Gebäude zentralgeheizt ist. Den jähen Gewittern ist nur noch schwer etwas Abenteuerliches und Romantisches abzugewinnen, da in einem solchen Fall unverzüglich sämtliche Fensterläden auf der Wetterseite geschlossen werden müssen, ansonsten das Wasser ungeachtet der Mehrfachverglasung mit Sicherheit Ritzen findet, um schamlos einzudringen. Der Traum vom Schloss in Frankreich beinhaltet nicht automatisch einen Plan der Bewirtschaftung. Plötzlich wird man gewahr, dass ein großer Aufwand betrieben werden muss, um sich darin einigermaßen wohl zu fühlen. Der wunderschöne 300 Jahre alte Steinboden muss gepflegt werden, die alten Eichenböden gewachst, die zahlreichen Vitrinen gereinigt, die hohen Fenster geputzt. Und auch eine bescheidene Parkanlage fordert ihre Pflege. Wer soll täglich die hohen Säulen hinaufklettern, um die verblühten Blüten aus den darauf thronenden Vasen abzunehmen? Wer mäht den riesigen Rasenteppich? Wer gießt die Rosen, die sich der Mauer entlang ziehen und schneidet sie fachgerecht? Wer kümmert sich um die meterhohen Gladiolen, um die der jeweiligen Jahreszeit entsprechenden Blumen, die da in handgemeißelten, tonnenschweren Steinvasen vor der Eingangstüre residieren?

Ich hatte nie die Absicht, nach Frankreich auszuwandern, um mich dort vollamtlich der Putzerei und den Gartenarbeiten hinzugeben. Ich wollte meine Ruhe haben, um zu schreiben. Wir suchten Gärtner und Hauspersonal. Damit war die Freude dahin. Die Gewerkschaften sorgen dafür, dass niemand mehr wie Gott in Frankreich leben kann. Vor allem die Arbeitgeber nicht. Wer auf die Arbeit anderer angewiesen ist, ist verloren. Selbst eine Haushälterin, die in der Lage ist, mehrere hundert Quadratmeter mit ihrer persönlichen Duftnote zu verpesten, ist nicht kündbar. Ebenso wenig eine, die zwar vorgibt, kochen zu können, es aber doch nicht kann. Und selbstverständlich ist unentschuldigtes, tagelanges Fernbleiben auch kein Kündigungsgrund. Entweder man behält sie alle – ohne ihren Dienst zu beanspruchen, baut ihnen eine separate Dependance und sorgt dafür, dass genügend Liegestühle vorhanden sind, oder man versucht, sie loszuwerden, was zweifellos die schwierigere und vor allem kostenintensivere Variante ist. Da eine Kündigung in vorgeschriebenen und zeitlich genau einzuhaltenden Etappen mit mündlichen Vorgesprächen im Beisein einer neutralen Drittperson zu erfolgen hat, mit vorheriger schriftlicher Ankündigung, sind die Formfehler, in die man hineintappt, zahlreich. Zudem kann sich hinter jeder Begründung für eine Kündigung eine mögliche Beleidigung oder gar Verleumdung verstecken. Anwälte. Arbeitsgericht. Verhöre. Die arme Frau wurde ausgebeutet. In unzähligen Räumen Holzboden auf den Knien schrubben. Auch nachts. Der Freund bezeugt »auf den Kopf meines Kindes«. Zeugen beschaffen. Woher? Niemand will damit etwas zu tun haben. Angst? Morgens um acht Uhr klingelt eine Gewerkschaftstruppe von acht Mann vor dem Tor. Sie wollen die gekündigte Haushälterin wieder an ihrem alten Arbeitsplatz unterbringen. Schreie. Drohungen. Krieg.

Nun verlasse ich dieses Land. Freiwillig. Und beinahe erleichtert. Ein neues Kapitel beginnt, und darauf freue ich mich.

Der Schnee hat die Straße mit einer dicken Schicht völlig zugedeckt, die Abgrenzung zwischen Fahrbahn, Wiese und Feld ist aufgehoben, alles verläuft sich nahtlos in einer weiten Unbegrenztheit. Es gibt keine Orientierungsmöglichkeit, den Straßenverlauf zu erkennen. Manchmal, wenn es holpert, nehmen wir an, dass wir etwas von der Straße abgewichen sind, Wilhelm korrigiert, wie jemand, dem das alles keinen Eindruck machen kann. Es ist eine männliche Gelassenheit, wie sie oft Fernfahrer besitzen, wenn sie mit ihren schweren, unförmigen Lastern in Millimeter genauer Arbeit durch winzige Durchgänge zirkeln.

Felix fährt vorne und ist um einiges schneller als wir. Irgendwann werden wir ihn schon wieder einholen, spätestens, wenn wir die Autobahn erreicht haben, gleich bei der ersten Raststätte. So hatten wir es vereinbart.

III

Ein Tisch. Ein Stuhl. Ein Bett

> Ein Mensch, der nichts gelernt hat, altert wie ein Ochse. Sein Fleisch nimmt zu, sein Wissen nicht.
>
> *Dhammapada*

Felix und Madame Pauffard haben ihren Kaffee bereits ausgetrunken, als wir uns beinah lautlos und wie zufällig zu ihnen gesellen. Die Trostlosigkeit auf einer Autobahnraststätte morgens um fünf Uhr ist kaum zu überbieten. Lastwagenfahrer kippen mehrere Espressi in ihre Übermüdung, nur Touristen, reiseeuphorisch in morgendlich erfrischter Unternehmensfreude, fiebern dem kommenden Tag entgegen. Kurzberockt, trotz klirrender Kälte nabelfrei, ziemlich enthofft und resigniert versucht die Bedienung an der Bar Routiers und ebenso sich selbst mit anzüglichen Bemerkungen für die angeblich schönen Seiten des Lebens zu gewinnen. Was ihr aber nicht richtig gelingen will.

Wir fahren weiter. Der Scheibenwischer keucht schwer, als ob er demnächst seinen Dienst einstellen wollte. Räumungsfahrzeuge sind unterwegs, schieben die Schneemassen zur Seite. Es wird großzügig Salz gestreut. Bevor wir uns über die etwas besseren Straßenverhältnisse freuen, springt uns von weitem ein orangerotes hektisch blinkendes Licht ins Auge. Ein Unfall? Die Polizei leitet den Verkehr auf die inzwischen völlig zugeschneiten Nebenstraßen um. Chaos. Wir verlieren viel Zeit. Wilhelm ist zuversichtlich, die Zeit reicht locker, meint er, wir werden pünktlich den Zoll erreichen. Überall Fahrzeuge, die ins Abseits geraten sind und sich nicht ohne fremde Hilfe aus ihrer misslichen Lage befreien können. Andere kleben mit erheblichem Blechschaden an Bäumen oder liegen umgekippt im Graben auf dem Dach. Ein Auto rutscht direkt auf uns zu, aber bevor es kracht, macht es unerwartet einen Schwenker und schlittert haarscharf an uns vorbei. Ich schnappe kurz nach Luft, aber beim Ausatmen ist die Szene schon wieder vergessen. Wilhelm fährt, als ob er es nicht einmal bemerkt hätte. Ich schaue diesem Chaos wie in einem Film zu, der mit mir wenig zu tun hat.

Wahrscheinlich haben die letzten Wochen der Umzugsvorbereitung gute Vorarbeit geleistet, haben mich imprägniert und unempfindlicher gemacht für Emotionen aller Art. Vor allem aber dienten sie als gutes Übungsfeld, jede sentimentale Regung bereits im Aufkeimen zu ersticken und mich auf diese Weise erfolgreich gegen die kräfteverschleißenden Selbstbemitleidungsspiralen zu schützen. Schließlich bin ich in meinem Leben siebzehn Mal umgezogen, ich habe also Übung darin, Zelte abzubrechen, den persönlichen Kram zusammenzupacken und im Gefühl, unterwegs und nirgendwo zu Hause zu sein. Ich kenne den Zustand, wenn sich die Seele wie ein Igel zusammenrollt und nichts mehr durch den Schutzpanzer der steil aufgerichteten Stacheln zu dringen vermag.

Obwohl ich also bereits ausreichend Erfahrung im Umziehen hatte, war der Schwierigkeitsgrad dieses Mal der höchste. Offenbar war ich in jener Lebensphase angelangt, wo das Bestreben darin besteht, sich mit möglichst viel Besitz zu umgeben. Wenn wir als junge Menschen von zu Hause ausziehen, ist dies meist im Pkw eines Freundes zu machen, die paar Schachteln lassen sich leicht verstauen, die Matratze wird aufs Dach gepackt. Das wars. Dies lässt sich noch ein paar Mal in dieser handlichen Form wiederholen. Sobald wir uns aber beziehungsmäßig zu installieren beginnen, wird es umständlicher, und spätestens bei einem Umzug machen sich schwerwiegende geschlechtsspezifische Unterschiede zum Nachteil der Frau bemerkbar. Während der Jüngling in der Regel hauptsächlich jene Dinge von einem Ort zum anderen zu transportieren hat, die für sein Leben von Interesse sind, wie z. B. Computer, Surfbrett, je eine Kiste für Sound und Software plus Handbücher für virtuelle Kommunikation und eventuell noch einige Pornohefte, schleppt frau zusätzlich zu ihrem Interessengebiet auch das weibliche Pflichtsortiment von Küchenutensilien sowie mehrere obligatorische Werkstätten zur Selbstverschönerung mit. Die Frau, sofern es ihr nicht gelungen ist, die Weiblichkeitsfalle erfolgreich zu umgehen, opfert mindestens ein Drittel ihrer Lebenszeit der Perfektionierung, um dem weiblichen Anforderungsprofil zu entsprechen oder doch wenigstens annähernd zu genügen. Während der Mann seine berufliche Karriere einfädelt, gezielt verfolgt, bemüht sich frau, schwer zu Vereinbarendes wie Kinderkriegen, Beruf und Bodystyling unter einen Hut zu bringen. Während Männer Börsenkurse studieren, bemühen sich Frauen, kaum lesbare, in kleinster Schrift verfasste Gebrauchsanweisungen für Haartönung und Nagelhärter zu entziffern. Bei einem Umzug haben Frauen aber nicht nur verschiedene Labors zu transportieren, sondern meist auch umfangreiche Mode-Abteilungen. Männer kommen mit ein paar T-Shirts und Jeans aus, sowie einem kleinen Stapel Feinripp-Unterwäsche, das sich alles gut auf dem Beifahrersitz unterbringen lässt. Falls sie sich beruflich bereits in der oberen Etage etabliert haben sollten, kümmern sich ohnehin weibliche Hände um Anzüge, Hemden und Schuhe. Frauen wissen oft nicht wie ihren Garderoben-Fundus transportieren, ohne 10 Koffer zu beanspruchen. Bei Gewichtsproblemen – und wer hat sie nicht! – vervielfacht sich der Umfang, da mindestens drei Konfektionsgrößen vorhanden sind, mitsamt der kleinsten nur vorstellbaren Wunschgröße, einerseits als Hoffnungsträger, andererseits als bittere Erinnerung an verlorene Kämpfe, immer aber als Anregung, pädagogisch und didaktisch wieder auf sich selbst einzuwirken.

Später, wenn erst kleine Kinder da sind, wird es noch komplizierter, und wenn sie bereits erwachsen und ausgezogen sind, steigt der Schwierigkeitsgrad beim Umziehen erneut, obliegt es doch der Mutter, auch noch die gesammelten Überbleibsel einer Kindheit plus alles, was nicht in die WG, in die Einzimmerwohnung oder auf den Trip durch Indien mitgenommen wird, unbeschadet zu transportieren oder anderswo anständig unterzubringen. Oft werden die Kinder erst viel später wieder mit ihrem Eigentum konfrontiert, wenn sie den Hausstand der Eltern aufzulösen haben.

Für die meisten Menschen stellt sich mit dem Älterwerden eine materielle Bereicherung ein. Mit dreißig verdienen wir mehr als mit zwanzig, mit vierzig mehr als mit dreißig usw. Die Wohnung wird größer, das Haus luxuriöser, wir steigen vom kleinen Gebrauchtwagen auf eine nigelnagelneue Mittelklasse-Limousine um. Vielleicht sind wir einst per Anhalter um die Welt getrampt, später lösten wir uns eine Fahrkarte zweiter Klasse, bis wir schließlich in der komfortableren ersten Klasse oder beim Fliegen in der Business Class gelandet sind, was für das weibliche Geschlecht aber eher die Ausnahme sein dürfte. Die Einrichtungsgegenstände vom Flohmarkt wurden nach Gründung eines eigenen Hausstandes – spätestens nach dem ersten Kind – durch Ikea-Möbel ersetzt, aber irgendwann gibt es zeitgleich mit dem beruflichen Aufstieg nochmals einen Wechsel der Wohnungseinrichtung. Dem inzwischen etwas ramponierten, aber vor allem funktionellen Mobiliar folgen Designermodelle oder Stilmöbel. Doch irgendwann sind wir am Ende der Fahnenstange angekommen, kommen an den

Punkt, wo es nicht mehr weiter geht. Es wäre Zeit umzukehren, den Weg zurück anzutreten, sich von den vielen angehäuften Schätzen wieder zu befreien, damit schlussendlich nur noch die Einrichtung fürs Altersheim übrig bleibt: Ein Tisch. Ein Stuhl. Ein Bett.

Bei den meisten klappt eine Umorientierung in der Lebensführung nicht. Einige werden vom Schicksal begünstigt. Die Karriere knickt nach der Lebensmitte ein und sorgt für eine organische Rückorganisation. Andere sind schlechter dran. Der stetige berufliche Aufstieg narkotisiert, und die Chance, die Notwendigkeit, einen Paradigmawechsel im Lebensstil rechtzeitig zu erkennen und vorzunehmen, ist gering. So kann eine erfolgreiche Laufbahn dazu beitragen, dass wir neben unserem eigenen Lebenszyklus her laufen, den Takt verfehlen und arhythmisch zwischen die Noten purzeln. Plötzlich sitzen wir im hohen Alter auf einem Berg materieller Ansammlung – und wissen nicht wohin damit. Wenn wir den Moment verpasst haben, uns eine kleinere Wohnung zu nehmen, auf ein kleineres Auto umzusteigen, bemerken wir nicht, wie unsere alten Lebensgewohnheiten und die Anforderungen unseres neuen Lebensabschnitts gefährlich auseinander driften.

Der Größenwahn, uns räumlich maßlos auszubreiten, erfährt spätestens dann eine Schocktherapie, wenn uns die Umstände zwingen, die Ansammlung von Besitz in unzählige Kartons zusammen zu packen. Auch ich geriet an den Rand einer Erschöpfung, nicht nur aus körperlichem Kräfteverschleiß, sondern aus blankem Entsetzen über die eigene Selbstüberschätzung. Ich litt unter Albträumen, ganze Dörfer in winzige Plastiktüten abfüllen zu müssen. Es ist mehr als ein bloßer Umzug von einem Ort zum anderen. Größenwahnsinnige Verlegung der Artillerie-Truppe. Russlandfeldzug. Napoleon. Afrika. Das eigene Ich bis zum Nil und zur Wolga ausbreiten und in die Unendlichkeit expandieren.

Eigentlich eine typisch männliche Eigenschaft, neigt der Mann doch viel stärker dazu, sich durch Besitz und territoriale Expansion ein Gefühl von Unvergänglichkeit zu erhalten. Irgendwie verständlich, wenn man bedenkt, dass er unbewusst ständig mit dem verdrängten Manko leben muss, keine Kinder gebären zu können. Der Versuch, Frau und Kind als seinen Besitz zu deklarieren, was sich zum Beispiel auch im Wahn rund um den »Stammhalter« zeigt, vermag die Angst nicht zu bändigen, in der Welt in Vergessenheit zu geraten, falls er nicht an tausend materiellen Fäden festgezurrt ist oder sich wie ein Flächenbrand durch das Leben frisst.

Aber irgendwann sollte die Rückorganisation erfolgen. Götter und Göttinnen, auch die fortschrittlichen und digital organisierten, welche die menschlichen Schicksale in einem gigantischen Computerprogramm zusammenfassen, nehmen keine Menschenseele wieder zu sich heim, solange die Zellen noch mit überdimensioniertem Eigentum vollgestopft sind, solange wir in unseren Köpfen ganze Museen und Mülldeponien mit uns herumschleppen und nur eines wollen: immer noch mehr Besitz.

Die Vorbereitung meines Umzugs von Frankreich zurück in die Schweiz hatte mir eine schmerzliche Rechnung präsentiert. Ich hatte mein Älterwerden verdrängt und mir die Lektionen, die damit verbunden sind, erfolgreich vom Leib gehalten. Statt mich allmählich darauf vorzubereiten, umdenken zu lernen und mich auf das Loslassen einzustellen, hatte ich ein Schloss erworben und mich darin schamlos ausgebreitet. Darüber hinaus musste ich feststellen, dass ich mich mit dem von mir oft belächelten männlichen Bazillus der Expansionslust infiziert hatte.

Obwohl ich zeitökonomisch vorging und einen strategischen Packplan erstellt hatte, geriet ich immer wieder in Situationen, in denen mir die Zeit durch die Finger rann. Das Einpacken all dessen, was ich bisher um mein Leben herumdrapiert hatte, konfrontierte mich ausführlich mit meiner Vergangenheit und war ein schonungsloser Spiegel meiner bisherigen Lebensführung.

Und wenn ich Hände ringend vor meinem angehäuften Besitz stand, rettete mich nur noch die Vision: Einzimmerdachwohnung. Winzig. Mausallein. Ohne Felix. Nur ich. In der Ecke hinter der Eingangstüre würde ich einen Staubsauger unterbringen, der einmal wöchentlich zum Einsatz käme. Die übrige Zeit würde ich auf einem winzigen Holztischchen, dessen Seitenteile aus Platzgründen abgeklappt werden könnten, entweder von Hand oder auf einer alten Kugelkopfschreibmaschine Bücher schreiben. Damit wäre ich auch den ganzen Ärger mit den nie anständig funktionierenden Computern los, der vor allem uns Älteren in den Knochen sitzt. Wenn etwas mit der Informatik nicht geht, sind wir sofort irritiert und fragen uns, ob das die ersten Anzeichen des gefürchteten Hirnzellenabbaus sind. Würde ich die vielen verzweifelten und nutzlos verplemperten Stunden zusammenzählen, die ich ratlos vor diesem Kasten saß, der sämtliche Anweisungen ignorierte, hätte ich unendlich viel Zeit, mehrhundertseitige, dicke Schinken mit herrlich gespitzten Bleistiften, Weichheitsgrad 4B, in sanftem, fließendem Schwung von Hand zu schreiben.

Also wurde in der Folge mindestens die Hälfte unseres Inventars aussortiert, das wir mit zweifellos übertriebener Begeisterung für Antiquitäten und schöne Absonderlichkeiten zusammengekauft hatten. Über jeden Gegenstand musste eine Entscheidung gefällt werden. Auch mochte ich die Kisten mit den vielen alten Leitz-Ordnern, die mit meinen Liebesbriefen gefüllt waren und die ich schon so oft von einem Ort zum andern herumgeschleppt hatte, nicht mehr in die Schweiz zurück transportieren. Bevor ich sie aber vernichtete, wollte ich sie nochmals lesen und mich mit meiner Geschichte konfrontieren. Dazu ist nun wirklich keine Zeit, mahnte Felix, doch, sagte ich, das ist schließlich meine Zeit, aber er blieb bei seiner Meinung, dass mein Vorhaben angesichts der vielen noch leeren Packkisten totaler Wahnsinn sei. Alle Briefe, die ich über Jahrzehnte verschiedenen Männern geschrieben hatte, waren nach Jahrgang sortiert. Bereits damals, als ich meine ersten Liebesbriefe schrieb, begann ich sorgfältig mit Kohlepapier einen Durchschlag zu machen und bewahrte die Kopien auf, als ob ich mir einst selbst meine eigene Verblendung mit diesen Schriftstücken beweisen wollte. Ich schrieb allen Männern stets das Gleiche. Und ich schrieb mit fünfzehn die gleichen Beteuerungen wie mit vierzig. Rückblickend musste ich mir die Frage stellen, wie kommt ein Mensch dazu, über Jahre einer Hoffnung nachzulaufen, die nie erfüllt wird? Mit welch glühender Inbrunst habe ich von der einzigartigen, großartigen, leidenschaftlichen Liebe, der ganz innigen Vereinigung und Verschmelzung mit dem geliebten Mann geträumt. Ich habe mich auch nicht durch Erfahrungen davon abbringen lassen, die zwingend zu einer Ernüchterung hätten führen müssen. Das ist eine beachtliche Leistung. Wenn wir in jungen Jahren vom großen Glück fantasieren, mag es noch zu entschuldigen sein, in mittleren wird es dagegen etwas problematischer. Und wenn wir es im reiferen Erwachsenenalter immer noch nicht begriffen haben, dass sich für derartige Fantasiekonstruktionen mit größter Wahrscheinlichkeit kein männliches Wesen finden lässt, dann bekommen wir ernsthafte Probleme. Wir weichen immer stärker von der Wirklichkeit ab, und irgendwann sind wir dort angelangt, wo wir selbst für unsere Wünsche nur noch ein mitleidiges Lächeln übrig haben – falls es uns dann nicht schon längst ganz abhanden gekommen ist. Mehr zufällig als bewusst habe ich zwischen vierzig und fünfzig aufgehört, meine irrealen

Wünsche schriftlich festzuhalten. Anstelle von Briefen begann ich Bücher zu schreiben.

Der eigenen Sehnsuchtsbiografie zu begegnen ist vor allem für uns Frauen nicht gerade einfach. Spätestens zwischen vierzehn und einundzwanzig Jahren zeichnet sich eine Konfliktkonstellation ab, aus der die meisten so schnell nicht wieder herauskommen. Das ist die Zeit, in der Mädchen lernen, den eigenen Gefühlen zu misstrauen. Wenn sie bis dahin noch über ein gutes Selbstbewusstsein verfügten, wird es bei den meisten in dieser Zeit ins Wanken geraten. Der Grund ist der, dass sie nun am eigenen Leib erleben, was es heißt, in dieser Gesellschaft dem weiblichen Geschlecht anzugehören. Während die Attraktivität des weiblichen Körpers überbewertet wird – und da geht es selbstverständlich nicht um ästhetische, sondern um sexuelle Aspekte, wird die intellektuelle Kompetenz unterbewertet. Selbstverständlich sind diese Szenarien über die Last, schön zu sein, heute nicht mehr derart offensichtlich und gut erkennbar wie noch etwa vor zwanzig oder dreißig Jahren. Die Frau als Projektionsfläche, als Leinwand für Männerfantasien, wird viel subtiler und subversiver, schleichender und kaum wahrnehmbar vorgeführt. Über die Diskriminierung der Frau in der Öffentlichkeit zu sprechen ist mit einem höheren Risiko verbunden als noch vor einigen Jahrzehnten. Die Themen nerven. Zu oft gehört. Zu oft angemahnt. Was wollen diese Emanzen überhaupt! Es ist nicht mehr wie früher! Schließlich ist die Gleichberechtigung gesetzlich verankert! Sämtliche Bildungsinstitutionen stehen doch heute allen Frauen offen! Alle Berufe sind für Frauen möglich! Wer will, die kann! Oft aber wollen doch die Frauen einfach nicht. Wer es nicht schafft, ist selber schuld!

Das ist zweifellos eine neue Falle, die zu einem nicht zu unterschätzenden Rückschlag für die Frauenbewegung werden könnte. Das Frauenfeindliche ist unsichtbarer geworden.

Selbst wenn Frauen an der Karriere-Front sind, müssen sie ihren Mann stehen und gleichzeitig sind sie getrieben von der Tatsache, dass sie jünger, schöner, schlanker und attraktiver als ihre Konkurrentinnen sein müssen. Entsprechend muss frau noch mehr Weiblichkeit simulieren. In diesem System auch noch gelassen älter werden zu können, ist alles andere als einfach.

Das Stigma der Minderwertigkeit der Frau liegt aber noch immer in der Luft! Die Bedingungen für Frauen haben sich zwar verändert, aber die Ergebnisse sind unverändert. Der Frauenkörper dient nach wie vor als öffentlicher Tummelplatz für männliche Fantasien von Gewalt, Herrschaft und Sexualität. Männer sehen Frauen an, Frauen betrachten sich als diejenigen, die angesehen werden. Und sie sehen sich nicht wirklich, immer nur als Bild im Spiegel. Allein das Körperbild der Frau, das vor allem durch untergewichtige Idealfrauen in den Medien verbreitet wird, lässt das zur Frau heranreifende Mädchen in einen ausweglosen Kampf gegen sich selbst geraten. Noch immer wird jungen Frauen suggeriert, dass sie vor allem durch die Attraktivität ihres Körpers Aufmerksamkeit erlangen. Und Attraktivität bedeutet zur Zeit Untergewicht. Die Folgen sind fatal. Frauen wollen diesen Bildern entsprechen. Selbst wenn es die Spatzen längst von den Dächern pfeifen, dass die Models computermanipuliert nochmals optisch verdünnt werden und sie gar keine real existierenden Menschen repräsentieren, bleibt der Wunsch, dem Vorgegaukelten so nah als möglich zu kommen. Nur wenige erlauben sich, auf die suggerierten Bilder eines perfekten Körpers von synthetischen Idealvorstellungen zu verzichten, weil sie ihre Identität und ihren Selbstwert aus anderen Kompetenzbereichen beziehen.

Die Meisten tappen in die Falle: Ich gefalle, also bin ich. Zugleich aber erleben sie auch die Diskrepanz zwischen innerer und äußerer Wertigkeit und geraten in einen Konflikt, der sie schizophreniert. Es wundert nicht, dass drei von vier jungen Frauen mit ihrem Körper nicht nur unzufrieden sind, sondern ihn sogar ablehnen. Wer sich aber selbst nicht mag, kann auch kein gutes Selbstbewusstsein entwickeln. Frauen, die kein gutes Selbstbewusstsein haben, können nur schwer ihre Fähigkeiten und Talente nutzen. Mangelndes Selbstwertgefühl gehört denn auch zu der am meisten verbreiteten Frauenkrankheit. Nun gibt es inzwischen bereits ein definiertes Krankheitsbild für den Wahn der Frauen, sich permanent hässlich zu finden: Body Dysmorphic Disorder, kurz BDD genannt. Kein Wunder, dass sich die Wartezimmer von Schönheitschirurgen immer mehr mit Patientinnen füllen.

Stellen wir uns vor, dass überall nackte Männer auf Plakatwänden und in den Medien präsentiert werden, deren Bizeps aufgepumpt, deren Hüfte geschmälert und der Penis vergrößert ist! Stellen wir uns weiterhin vor, dass diese Bilder als männliche Ideale gelten und kein Mann, selbst die Models nicht, sich auch nur annähernd mit diesen Vorgaben messen kann. Diejenigen, die den künstlichen Mannsbildern nacheifern wollten, wären für den Rest ihres Lebens damit beschäftigt, geeignete Chirurgen zu finden, die ihnen Silikonpräparate als künstliche Muskelpakete in den Brustbereich einbauen, Fett um die Hüften wegschneiden und Prothesen zur Vergrößerung des Penis implantieren. Dies hätte zweifellos eine Umverteilung von Macht und Besitz zur Folge. Denn es ist nicht möglich, sich mit aller Energie um die Auf- und Umrüstung des eigenen Körpers zu kümmern und gleichzeitig an der beruflichen Karriere zu bauen. So gesehen macht es durchaus Sinn, wenn sich Frauen möglichst mit sich selbst beschäftigen und Männer definieren, was als attraktiv gilt. Das ist die sicherste Garantie dafür, dass die Machtverhältnisse unverändert bleiben: Männer verfügen über 99 Prozent des Weltvermögens, Frauen über ein Prozent.

Doch zurück zu meinen Liebesbriefen. Die Adressaten wechselten zwar, die unerfüllt gebliebene Sehnsucht bestimmte zwischen fünfzehn und vierzig meine Liebeswünsche. Hoffnungsfroh und zuversichtlich schrieb ich weiter, nicht ahnend, dass ich etwas wollte, das sich schon unzählige andere Frauen vor mir ersehnten und die dabei meist mit ihren Sehnsüchten auf der Strecke geblieben waren.

Im Zentrum meines Lebens stand der Mann. Von seinem Blick hing meine Existenz ab. Obwohl ich unter dieser Abhängigkeit extrem litt, war ich nicht in der Lage, Zusammenhänge zu erkennen und mich davon zu befreien. Die verschiedenen Frauengruppen, die sich engagiert für die Rechte der Frau einsetzten, nahm ich zwar zur Kenntnis, aber ich wäre nie auf die Idee gekommen, dass sich ihre Anliegen mit meinem Wunsch nach Selbstbestimmung decken könnten. Während Alice Schwarzer und andere mutige Frauen in den siebziger Jahren die Kampagne auf dem Titelbild des *Stern* starteten und sich öffentlich dazu bekannten: »Wir haben abgetrieben«, war ich gerade selber dabei, abzutreiben. Mit dem fachlichen Segen eines Psychiaters. In einer Klinik. Selbstverständlich ohne den Schwängerer damit zu belästigen. Auch die Kosten, die proportional zur Notsituation sehr hoch waren, bezahlte ich allein. Das war selbstverständlich. Ich war einzig und allein damit beschäftigt, nicht unterzugehen, nicht im schwarzen Loch der Nichtexistenz zu verschwinden. Und die einzige Rettung war der Mann. Und diesen Mann wollte ich doch nicht wegen einer kleinen Abtreibung irritieren und in die Flucht jagen. Denn nur wenn ich seine Gunst gewinne, koste es was es wolle, so lebe ich. Ich war unfähig, mich auf etwas anderes zu konzentrieren, als mein Überleben zu sichern. Die Frauenbewegung hatte mit mir nichts zu tun, sie spielte sich auf einem anderen Stern ab.

Meine damalige Unfähigkeit, auch die einfachsten Zusammenhänge zu erkennen, erschüttern mich im Nachhinein zutiefst. Und wenn ich heute solchen Frauen begegne, die nichts anderes wollen, als einem Mann zu gefallen – und davon gibt es noch viele! –, dann ist es, als ob ich in mein früheres Leben zurückblicke.

Auch begegne ich immer wieder meiner eigenen früheren Einstellung, wenn sich Frauen schützend vor den Mann stellen, jede Kritik als zerstörerischen und verwerflichen Angriff abtun und einen unerbittlichen Kampf mit den Kritikerinnen führen. So richtet sich die Wut statt gegen die Verursacher gegen die Aufklärerinnen, die es wagen, am eigenen Weltbild zu rütteln. Der Blick auf die Wahrheit ist verstellt, und es wäre viel zu schmerzlich, ihr zu begegnen.

Die Konfrontation mit meinen eigenen Liebesbriefen hat mich nochmals dazu angeregt, einen Blick in meine Vergangenheit zu werfen. Und mit allergrößter Genugtuung steckte ich stundenlang eine Liebesbriefkopie nach der anderen in den Aktenvernichter und beobachtete, wie die unzähligen Versuche, an einer männlichen Psyche anzudocken, um in seiner Seele einen Nistplatz zu finden, in entkräfteten spaghettidünnen Papierstreifen in dem vergilbten, etwas brüchigen Plastiksack in sich zusammensackten und zu einem undefinierbaren Schnipselsalat verkringelten. Es war der letzte Akt. Erledigung einer Fehlannahme.

Inzwischen sind wir wieder auf der Autobahn gelandet. Die Verhältnisse auf der Straße sind nur noch miserabel und nicht mehr ganz so katastrophal. Beinahe könnte ich die Fahrt genießen.

IV

Der Geist steigt aus der Flasche

> Mein Herzgedächtnis ist seither ein Rad,
> doch dreht es sich vor Kummer widersinnig,
> spinnt Götzengold und knotet insgeheim
> dem Sonnenvogel eine Fieberbotschaft.
>
> *Christine Lavant*

Der Entschluss, mit Wilhelm im klapprigen Auto statt mit Felix im Geländewagen zu fahren, ist richtig. Felix und ich hätten einander nochmals gehörig angeheizt, unsere Abneigung gegen Frankreich so richtig zum Kochen zu bringen. Genauso wie wir uns damals in die Begeisterung für dieses Land derart hineinsteigerten, dass wir schließlich auswanderten. Damals fanden wir die Schweiz blöd und Frankreich fantastisch, und heute finden wir eben Frankreich beschissen und sind froh, wieder in die beinahe heile Schweiz zurück zu kehren.

Wir haben bereits viele Stunden damit zugebracht, unseren Abschiedsschmerz durch endloses Aufzählen abscheulicher Tatbestände zu betäuben. Gelegentlich wundere ich mich selbst, dass sich etwas, was zuerst als besonders attraktiv galt, plötzlich ins Gegenteil verwandelt. Die Beziehung zu einem Land scheint in ähnlichen Etappen zu verlaufen wie bei einer Liebesverbindung. Zuerst sind wir voneinander fasziniert und irgendwann gehen wir uns auf die Nerven. Oft sind es genau dieselben Eigenschaften, die uns zu Beginn einer Bekanntschaft anziehen und uns später abstoßen. Nachdem ich mich nach der ersten Besichtigung in das Château verliebte, zog mich das turmhohe Treppenhaus derart in seinen Bann, dass ich nicht mehr in der Lage war, meine Fantasie zu bremsen. Ich konstruierte in meinem Kopf – unermüdlich von Felix unterstützt, der für die meisten meiner Pläne zu begeistern ist –, einen mit zwei großen Sitzkörben ausgerüsteten Flaschenzug, der uns von einem Stockwerk ins andere transportierte. Wir stellten es uns als einen kaum zu überbietenden Genuss vor, in vertikaler Richtung durch den Höhenunterschied unseres Hauses zu schlendern und uns zuzurufen: Hallo, wo bist Du, ich schwebe dicht über Deinem Kopf, hinter dem Leuchter. Die etwas vergilbte Decke des Treppenhauses wollte ich zu einem wunderschönen, gewölbten, dunkelblauen Himmel ausmalen lassen, mit vielen eingebauten Lichtern, die wie kleine Sterne glitzern. Selbstverständlich hatte in meinem Fantasiebild jeder in seinem Hängekorb Proviant bei sich. Während sich Felix mit einer Thermoskanne Kaffee und seinen Zigaretten ausrüsten würde, hätte ich grapefruitgroßen Kokosmakronen den Vorzug gegeben, die ich stets in reichlicher Menge bei mir habe. Kurze Zeit nachdem wir in das Schloss eingezogen waren, konnte von Flaschenzug keine Rede mehr sein und besorgt fragten wir uns: Was machen wir nur mit dem kahlen Treppenhaus! Es ist hoch wie ein Turm und völlig unproportioniert! Später verfiel ich noch der Idee, die Mätressen der französischen Könige in einer Jahrhundertegalerie malen zu lassen. Auch hatte ich – wieder mit tatkräftiger Hilfe von Felix – einen Freskenmaler aufgetrieben. Noch bevor er seine Arbeit aufnehmen konnte, spitzte sich unsere Abneigung gegen Frankreich zu und wir wollten nur noch eines: das Haus möglichst schnell verkaufen.

Die Beziehung zu Felix weist neben einander ergänzenden Aspekten unserer Wesenseigenschaften auch viele kumulative Züge auf. Wenn einer von uns im Begriff ist, einen ausgekochten Blödsinn zu machen, besteht durchaus die Chance, dass der andere nicht etwa eingreift und korrigiert, sondern noch unterstützt. So stolpern wir oft mit viel Schwung und ziemlich genussvoll gemeinsam in einen Fehlentscheid, versuchen hinterher mit vereinten Kräften das Ruder wieder herumzureißen und – falls es dafür bereits zu spät ist – die Suppe eben gemeinsam auszulöffeln. Weil wir uns gegenseitig auch darin bestärken, möglichst ohne Selbstreflexion zunächst andere für unsere Fehler verantwortlich zu machen, bleibt eine Fehleranalyse aus. Zu einem etwas späteren Zeitpunkt folgt dann die Einsichtsphase mit vielen endlosen Gesprächen, in denen es vor Erkenntnissen nur so wimmelt und wir unsere Fehltritte wie Perlen auf einer Kette auffädeln und sie immer wieder neu durch unsere Finger gleiten lassen, wir durchleuchten unsere psychischen Konfliktherde samt der Entstehungsgeschichte, überlegen, wie unser fehlerhaftes Verhalten auszumerzen wäre und entwerfen zuversichtlich immer wieder neue Verhaltensänderungs-Programme. Darüber hinaus verfolgen wir gemeinsam erste geglückte Erfolge, motivieren, das hast Du gut gemacht, mach weiter so. Und eines Tages sind die schönen Vorsätze wie vom Erdboden verschluckt, und erstaunlicher Weise geschieht dies bei uns immer zur selben Zeit. Und schon sind wir bereit, in den nächsten Fehlentscheid hinein zu tappen. Diese Beziehungsdynamik, die durchaus als »folie à deux« bezeichnet werden könnte, wirkt sich zwar nicht gerade als besonders besonnene Lebensführung aus, aber doch zumindest als beziehungsstabilisierender Faktor. Obwohl wir diese Verhaltensmuster schon viele Male durchgespielt haben, ist trotz des Älterwerdens noch immer kein Land in Sicht.

Meine Beziehung zu Wilhelm ist völlig unproblematisch. Zuerst hatte ich ihn noch in der Schweiz anstelle einer Haushälterin von einer Freundin übernommen. Dann hatte er über lange Zeit mit uns in Frankreich gelebt und mit Felix das Haus renoviert. Zudem übernahm er mit Erfolg die Rolle einer Küchenfee, die nebenbei und trotz der meist fehlenden Zutaten Köstlichkeiten hervorzauberte. Als er einmal für Freunde und Bekannte von uns kochte, wies mich ein geladener Gast darauf hin, dass es sich bei diesem Essen um Kriegskost handle. Das hatte mir derart gut gefallen, dass ich mit ihm vereinbarte, falls es jemals kriegerische Auseinandersetzungen geben und die Nahrungsmittelversorgung knapp werden sollte, er unverzüglich in mein Haus – wo immer dies auch wäre – kommen sollte. In der Küche brutzelte oder garte stets irgend etwas, zum Wochenende hin begann er jeweils ein inniges Verhältnis zur Entstehung eines Hefeteiges aufzubauen, der am Samstag gegen Mitternacht zu einem Sonntagszopf geflochten wurde und regelmäßig, beinahe geisterhaft aus der Begrenzung des Backblechs heraus stieg. Wilhelm verreist nie ohne Hefe im Gepäck, man wisse nie, pflegt er zu begründen. Und seine Erfahrungen geben ihm Recht. Er war schon einmal verheiratet, hat bereits erwachsene Kinder, die er allein groß zog. Obwohl er schon auf die Fünfzig zugeht, übersteigen seine Partnerinnen altersmäßig niemals die Dreißig. Seiner Wesensart entsprechend geriet er immer an junge Frauen, die eine mit mütterlichen Aspekten ausgerüstete Vaterfigur suchen. Er war denn auch ständig mit der Aufgabe beschäftigt, vom Weg abgekommene Frauen zu resozialisieren, indem er sie regelmäßig mit warmen Mahlzeiten versorgte, morgendliche Verkaterungen wegmassierte, überhaupt Folgeschäden eines unsteten Lebenswandels zu therapieren versuchte oder mit anderen zum Wohle gereichenden Dienstleistungen – etwa einer finanziellen Unterstützung – aufwartete. Eine angemessene Gegenleistung, wie er sie sich erhoffte, blieb in der Regel aus. Die Beziehungen endeten nach relativ kurzer Zeit. Trotzdem hielt er an der Alterszielgruppe fest. Als ich ihm eine alleinstehende, selbständige und erfolgreiche Unternehmerin in seinem Alter vorstellte, die mich mit ihrer sechzehnjährigen, drogengefährdeten Tochter auf der Durchreise besuchte, hoffte ich insgeheim, es könnte sich vielleicht etwas zwischen den beiden anbahnen. Sie wäre nicht abgeneigt gewesen, von seiner Seite hingegen war eine nähere Beziehung absolut unvorstellbar, wie er mir unumwunden versicherte: Frauen in diesem Alter kommen für mich nicht in Frage. Da rührt sich bei mir absolut nichts – da würde mir die Tochter besser gefallen.

Ich weiß, wovon er spricht. Es ist dieser Blick. Das beinahe erloschene Licht in den Augen, das sich auch beim Sitzen auf dem Klo einstellt, wenn man vor sich hin brütet und bemüht ist, seine Abfälle in einem Akt kreatürlicher Selbstverständlichkeit los zu werden. Es ist das Gegenteil von ergriffener Begeisterung, von Interesse, von sich vitalisiert fühlen. Vielleicht flackert in einem männlichen Gesicht, wenn man Glück hat, noch eine schöne Erinnerung an die freundliche, gütige Oma auf, die noch nicht ganz vertrottelt war.

Das Älterwerden hält in unserem gesellschaftlichen Kontext für Frauen wenig attraktive soziale Rollen bereit. Obwohl es für viele Frauen überhaupt nicht nachvollziehbar ist, weshalb ein gleichaltriger Mann sein Interesse am weiblichen Geschlecht spätestens ab vierzig auf die nächstjüngere Generation verschiebt, zwingt sie die Realität, sich entweder aus dem Mann-Frau-Spiel allmählich auszuklinken oder verrückt zu werden. Die üblichen Phrasen, mit denen sich Frauen abzufinden haben, setzen die Verletzungen und Kränkungen fort, an die sich die meisten längst gewöhnt haben: Entschuldige. Ich mag dich. Du bist ein prima Kumpel. Wie eine Schwester. Aber versteh' bitte. Ich kann nichts dafür.

Die meisten Frauen müssen sich zuerst an diese neuen Lebensumstände gewöhnen. Welche Möglichkeiten gibt es auch ansonsten? Innerlich haben sie ein völlig anderes Bild von sich. Gerade in der zweiten Lebenshälfte lernen Frauen – bedingt durch die Veränderung, die in den Wechseljahren stattfindet – einen liebevolleren Umgang mit sich selbst zu pflegen. Viele haben durch die Auseinandersetzung mit den Wechseljahren gelernt, das Älterwerden auch als einen Gewinn zu begreifen und sind mit sich versöhnlicher geworden. Die Mängelliste, die sich auf körperliche Unvollkommenheiten bezieht, ist wesentlich zusammengeschrumpft. Sie fühlen sich nun sehr viel besser und wohler im eigenen Körper als in jungen Jahren. Und ausgerechnet jetzt, da sie sich allmählich behaglich in sich eingerichtet haben, kommt das Signal: Du bist zu alt. »Backlash, persönlich. Da sitze ich nun mit meinen grauen Schläfen, in flachen Schuhen, mit erhobenem Kopf, hormonell etwas auseinander gegangen und werde von den Männern übersehen.«[2]

Obwohl ich diese Problematik in meiner Beziehung zu Felix nicht kenne, weiß ich dennoch, wovon ich rede. Wir werden von Männern übersehen, wenn wir auf der Straße gehen, im Supermarkt, am Arbeitsplatz oder in der Wartehalle eines Flughafens.

Das Leben in einem weiblichen Körper ist ein Hürdenlauf. Wer den Ansprüchen der weiblichen Normen auch nur annähernd gerecht werden will, wird mit jeder Altersphase die Latte noch um etwas höher gesteckt vorfinden. Oft jedoch geraten wir in einen Strudel der Ereignisse, die in uns Gefühle auslösen, die sich jeder vernünftigen Analyse entziehen. Wenn wir Glück haben, gelingt es uns vielleicht im Nachhinein, Lebensthemen zu erkennen, die in den verschiedenen Altersphasen in den unterschiedlichsten Kostümierungen immer wieder an die Tür klopfen, um bearbeitet zu werden. Und vielleicht hilft das Älterwerden, eine schwierige Konstellation, die sich wie ein roter Faden durch die Jahrzehnte zieht, mit einer messerscharfen Einsicht endgültig zu zerschneiden und uns von dem ewig wiederkehrenden Leiden zu erlösen. Die Umwege sind manchmal derart kurvenreich, dass einem beinahe schwindelig wird und das Ziel davonschwimmt.

Die Vorbereitung für den Umzug zurück in die Schweiz führte mich von einem unerledigten Thema ins nächste. Manchmal begann es ganz harmlos, indem ich mich fragte, von welchem Teufel ich geritten wurde, als ich mir einen Weinkeller anlegte (obwohl ich Alkohol nicht ausstehen kann!), der jedem Restaurationsbetrieb Ehre gemacht hätte? Als ich nun vor der Aufgabe stand, unser Hab und Gut für den Umzug vorzubereiten, wollte ich mich möglichst unkompliziert von den Weinflaschen trennen und trug Felix die Idee vor, den gesamten Bestand dem nächsten Schlossbesitzer zu hinterlassen. Wir müssten die unzähligen Flaschen nicht einpacken, abzählen und darüber hinaus auch noch verzollen. Er war strikt dagegen und ziemlich empört über diesen Vorschlag: Kommt überhaupt nicht in Frage. Mehrere hundert Flaschen waren es, die nun alle zu je sechs Flaschen in spezielle Kartons sorgfältig gelegt werden sollten. Und während wir tagelang die verstaubten Bouteillen im eiskalten Kellergewölbe mit klammen Fingern verpackten, zog der ganze Film, wie ich zu diesem Besitz gekommen war, nochmals an mir vorbei.

Auf dem Wochenmarkt in unserer Nähe gab es eine überaus aparte und äußerst charmante Weinhändlerin, die vor allem an Felix größten Gefallen gefunden hatte – was mit der Zeit durchaus auf Gegenseitigkeit beruhte. Mich störte dieses Techtelmechtel in keiner Weise: Entweder wusste ich nicht alles oder ich hatte es einfach erfolgreich verdrängt oder aber ich fühlte mich damals derart sicher in meiner Haut, dass mich diese Plänkelei nicht irritierte und aus meinem Selbstwertgefühl heraus zu kippen vermochte. Erst als die Angelegenheit drohte, klarere Konturen anzunehmen, ging es mir an die Nieren. Dafür aber um so heftiger.

Es war Hochsommer und wir litten unsäglich unter Grasmilben. Da die einheimische Bevölkerung längst gegen derartiges Ungeziefer immun ist, stürzten sich die Tierchen verständlicherweise auf uns Neulinge. Sie sind nur unter mikroskopischer Vergrößerung zu erkennen, schleichen sich also ungesehen bei Menschen ein, schlüpfen dort unter die Haut und wandern unterirdisch herum. Überall, wo es ihnen besonders gefällt und sie strategisch günstige Wärmeverhältnisse vorfinden, wie zum Beispiel in Hautvertiefungen, Achselhöhlen und im Schritt, bauen sie fürsorglich ihre Nester für den Nachwuchs, der sich wiederum rasch vermehrt und sich weitere Nistplätze sucht. Irgendwann sind ganze Körperbezirke von den unsichtbaren Gesellen kolonialisiert. Da die Mikroben sehr hüpffreudig sind, sorgt jede Person, die davon befallen ist, als wandelndes Milbenbiotop dafür, dass auch andere davon beglückt werden. Dies wäre alles kaum erwähnenswert, wenn die Grasmilben nicht einen kaum auszuhaltenden Juckreiz verursachen würden, der sich durch das Kratzen ins Unerträgliche steigert. Zudem bilden sich riesige Pusteln an der Hautoberfläche.

Felix war eines Morgens am ganzen Körper derart gerötet und verpustelt, bekam dazu noch hohes Fieber, dass ich auf einen Milben-Großangriff tippte. Ich rief den Arzt, der zwar keine Ahnung hatte, aber er verschrieb – wie das in Frankreich üblich ist – mindestens zwölf verschiedene Präparate, die ich unverzüglich in der Apotheke besorgte und in einer großen Einkaufstüte ans Krankenlager schleppte. Gegen Abend war das Fieber gesunken und die Rötungen beinahe verschwunden. Beruhigt ging ich mit einer Freundin zum Baden. Als ich wieder zurückkam, war das Bett leer. Der kranke Vogel war ausgeflogen. Im Badezimmer lag seine Badehose, die er sich zurecht gelegt, aber dann wohl doch vergessen hatte.

Plötzlich hörte ich einen explosionsartigen Lärm aus dem Keller. Die Heizung hatte sich auf wundersame Weise von selbst in Betrieb gesetzt und stieß gefährliche Rauchschwaden hervor. Der einzige Mann im Dorf, der sich mit dieser eingebauten Heizung auskannte, befand sich in Urlaub. Und Felix, der ebenfalls die Heizung zu bedienen wusste, war verschwunden. Da sich der Heizungsbrenner nur wenige Zentimeter vom 10000 Liter fassenden, durchsichtigen, ziemlich brüchig anmutenden Plastik-Öltank entfernt befand, der wie eine riesige angegilbte Petflasche in verletzbarer Nacktheit ohne sichernde Betonwanne direkt auf dem Boden stand, befürchtete ich, mitsamt dem Haus in die Luft zu fliegen. Ich fuhr also los, um Felix zu finden. Zuerst suchte ich in der Dorfkneipe, die aber an diesem Tag geschlossen war. Und ich glaube, dass dies der Moment war, in dem sich die aktuelle Situation aus der Gegenwart heraus löste und sich über Erfahrungen aus der Vergangenheit stülpte. Jedenfalls war ich nicht mehr in der Lage, meine Gedanken zu steuern, vergleichbar mit einem zusammengerollten Gartenschlauch, der einem aus der Hand springt und wild in alle Richtungen spritzt, um schließlich penetrant auf einem willkürlich eingeschlagenen Kurs zu verharren. Der Wasserstrahl traf meine Vernunft: Patschnass und völlig aus der Form geraten flatterte sie wie ein aufgescheuchtes Huhn davon. Frau sucht Mann, irrt in stockfinsterer Nacht durch gespenstische, von bleichem Mondlicht beschienene Friedhofsdörfer, da huscht ein kleiner Wicht mit steil aufgerichtetem Kanonenpenis ins Gebüsch, dort besteigt am löwenzahngesäumten Straßenrand ein Riese eine lachende Hyäne, tausend teuflische Liebespaare kopulieren wie Affen in den entlaubten Baumkronen. Die Eifersuchtsgeier ziehen ihre Kreise enger, und die längst vergangenen Episoden rund um Affären und Fremdgehen steigen aus ihren Särgen.

Gegen Mitternacht kommt Felix behenden Schrittes und ohne jede Hautrötung zurück, was ist denn hier los, fragt er beiläufig, und ich sage ebenfalls ganz nebenbei, dass die Heizung demnächst explodiert, worauf er sachlich erwidert, ich solle sie doch einfach ausschalten. Ich verändere meine Tonart und schreite siegessicher zum Verhör: Wo warst Du, will ich wissen, er aber steigt nicht darauf ein und antwortet, in der Dorfkneipe. Ich überführe ihn, ach tatsächlich, rufe ich beinahe amüsiert und lasse eine erste Beweiskostprobe aufblitzen: Deine Kneipe hat heute Ruhetag. Er aber reagiert nicht, wie das oft der Fall ist, wenn sich Männer in die Enge gedrängt fühlen, und er erwähnt wie zufällig, er habe noch einige Menschen getroffen, wobei mir die spezielle Betonung des geschlechtsneutralen Begriffs »Menschen« besonders verdächtig erscheint. Unbeeindruckt von meiner Vermutung erzählt er beinahe locker: Dann sind wir alle baden gegangen. Ich hole zum nächsten Beweisschlag aus, aber deine Badehose liegt im Badezimmer, posaune ich triumphierend, was ihn überhaupt nicht beunruhigt, sondern ihn eher in einem leicht genießerischen Rückblick erklären lässt, wir haben eben alle nackt gebadet. Und als ob er einen heftigen Gegenschlag präventiv abfangen wollte, erzählt er einfach zwanglos weiter. Hinterher haben wir noch miteinander etwas gegessen und getrunken. Detektivisch arbeite ich mich an die Wahrheit heran und ich will wissen, woher *sie* denn etwas zum Essen gehabt hätten, ach, sagt er, ach, ich weiß es auch nicht, es kamen halt viele Leute, bekomme ich als Antwort zu hören. Nun, es gibt konstruierte Lügengeschichten, die immerhin noch eine gewisse Anstrengung vermuten lassen. Aber diese hier war schon deshalb beleidigend, weil sich Felix nicht einmal die Mühe machte, mich virtuos hinters Licht zu führen.

Ich bin empört und quetsche ihn wie eine Zitrone aus, spiele mit ihm Katz und Maus, mal bin ich sanft, mal bitterbös und dann wieder sehr ernst, verwirre, schlage Haken, dazwischen fordere ich ihn auf, sich doch wenigstens vernünftig mit mir zu unterhalten. Ja, aber mit dir kann man nicht reden, beklagt er sich und mitten in diesem Wortgefecht verstrickt er sich im ausgelegten Netz und serviert mir den Braten: Ja, die Weinhändlerin sei auch dagewesen und sie habe zufällig in ihrem Korb ein paar Fische gehabt, und diese hätten sie dann gegrillt, woher der Grill kam, wisse er auch nicht, der sei zufällig am Strand herum gestanden, wie halt eben solche Dinge herumstehen. Ich halte die Wahrheitstrophäe siegesfreudig in die Luft, aber mit jedem Atemzug sinkt der Triumph und verwandelt sich in eine große Traurigkeit. Meine letzte Argumentation bringe ich nur noch leise über die Lippen, aber, stammle ich, aber du magst doch Fische überhaupt nicht und er antwortet ruhig und schaut an mir vorbei: Diese schon. Diese schon.

Der Fall war klar. Ein abgekartetes Spiel. Von langer Hand geplant. Der alte Film. Der alte Text. In langjähriger Ehe erprobt. Damals schwor ich mir, lieber bis an mein Lebensende allein zu leben, als mich noch einmal auf ein Beziehungsinferno dieser Art einzulassen und mir Lügen auftischen zu lassen. Obwohl ich inzwischen weiß, dass mehr als zwei Drittel in einer Beziehung lebenden Personen fremdgehen und nichts darauf hindeutet, dass ich ausgerechnet zu jenem auserwählten Drittel gehöre, das von diesem Beziehungsterror verschont bleibt, sagte ich, ich bin nicht mehr bereit, mich als Bühnendekoration für eine aufregende außerpartnerschaftliche Affäre zur Verfügung zu stellen, als besonderen Kick, die heimliche Liebeslust anzufeuern. Entscheide dich: entweder sie oder ich.

Felix war empört und verließ mich auf der Stelle. Er fuhr aber nicht zu ihr. Sondern in die Schweiz.

Kaum war er aus dem Haus, setzte ein fürchterlicher Sturm ein und ein heftiges Gewitter ging nieder, wie ich es nur von dieser Gegend kenne. Ich wollte die Läden schließen, was mir aber nicht gelang. Mir wurde augenblicklich klar, wenn Felix nicht zu mir zurückkehren sollte, könnte ich hier auch nicht länger bleiben. Mein romantischer Kindertraum Schloss in Frankreich entpuppte sich als eine Kumulation von Abhängigkeiten, in die ich mich freiwillig hinein manövriert hatte, die alles bisher Erlebte in den Schatten stellte. Von diesem Tag an liebte ich das Schloss und das Leben in Frankreich etwas weniger.

Als einige bange Stunden verstrichen waren, rief Felix aus der Schweiz an, wo wir noch eine kleine Wohnung behalten hatten – für alle Fälle. Er teilte mir mit, er werde gleich morgen wieder zurückkehren und wolle von mir wissen, was er mir noch alles mitbringen solle. Aha, dachte ich, der Alltag ist wieder eingekehrt. Und so war es auch. Er kam. Ich war heilfroh. Und alles schien in bester Ordnung.

Nach diesem Vorfall aber wandte sich Felix von der Weinhändlerin in einer Art und Weise ab, die mir doch äußerst peinlich war. Er grüßte sie nicht mehr. Er wolle nichts mehr mit dieser wie er sagte »elenden Schlampe« zu tun haben, die ihm einen solchen Zoff mit mir eingebrockt hatte. Inzwischen aber übernahm Wilhelm seinen Part bei ihr, was nun wiederum zwischen den beiden Männern zu heftigen Konflikten führte. So geriet ich in die Rolle der verständigen Friedensstifterin, versuchte besänftigend auf die Beziehung zwischen Wilhelm und Felix einzuwirken, vermittelnd zwischen Felix und Minou, und letztlich bemühte ich mich auch noch darum, Kräche zwischen Minou und Wilhelm auszubügeln. Ich hatte viel zu tun. Vermutungen und Verdächtigungen auf allen Seiten zirkulierten dynamisch und unübersichtlich hin und her. Der häufige Kontakt mit Minou aber führte dazu, dass sie mir zunehmend sympathischer wurde und ich begann, einen freundschaftlichen Umgang mit ihr zu pflegen. Der einzige Haken war nur, dass Felix sie weiterhin strikt ablehnte und jedes Gespräch mit ihr verweigerte. Nach langem geduldigem Zureden hatte ich ihn so weit, dass er sie in meiner Abwesenheit einlud und sich mit ihr aussprach. Was zur Folge hatte, dass sich auch Wilhelm jäh von Minou trennte. Das Leben kehrte schließlich zur Normalität zurück.

Nachdem alles ausgestanden war, kam Minou oft in unser Haus. Sie füllte mir den Weinkeller mit den besten Weinen und führte mich in das Geheimnis des Weintrinkens ein. Auch wenn ich es nie zum richtigen genussreichen Trinken eines speziell auserlesenen Tropfens brachte, so war ich immerhin in der Lage, einen schlechten von einem guten Wein zu unterscheiden.

Damals, als die Affäre ausgestanden war, schloss ich mit mir einen Vertrag ab: Dies war die letzte Runde. Niemals mehr wollte ich diese Höllenqualen durchmachen. Als junge Frau von Eifersucht zerfressen zu werden ist bestimmt nicht angenehm. Doch die Hoffnung auf bessere Zeiten, bessere Partner, treue Männer hält einen letztlich über Wasser. Als reife Frau von einem Treuebruch heimgesucht zu werden, ist eine Katastrophe. Kein Land ist mehr in Sicht, keine Zukunftsvision mobilisiert das weitere Leben. Inzwischen ahne ich, welche Bezirke es in einer nicht mehr ganz so jungen Seele erwischt, um so richtig in ein ausweglos erscheinendes Leiden hinein zu geraten. Und dies schrieb ich mir hinter die Ohren: Älterwerden ist mit der dringenden Notwendigkeit verbunden, selbständig zu werden und sich aus symbiotischen Abhängigkeiten heraus zu lösen! Mit jedem Jahr, das wir älter werden, wirft es uns stärker auf uns selbst zurück. Es ist also höchste Zeit, sich mit sich selbst auseinander zu setzen. Je mehr es uns aber gelingt, mit uns selbst einen wertschätzenden, freundschaftlichen Umgang zu pflegen, um so heimischer werden wir in uns. Und wenn wir vielleicht einen Anflug von Beheimatung in uns selbst erleben, ein Gefühl, einfach mit uns selbst einverstanden zu sein, sitzt die Gefahr, den Partner an eine andere Frau zu verlieren, nicht ständig auf der Bettkante.

Vielleicht aber haben Ängste und Eifersucht ihre eigene Zeit, wie andere Gefühle auch. Irgendwann sterben allmählich diese Emotionen ab und fallen wie dürre Blätter vom Baum. Möglicherweise ist das die Entschädigung für den Verlust der Jugendlichkeit. Vielleicht ist diese Annahme als ein erfreuliches Zeichen des Älterwerdens zu werten und dies sind die ersten Vorboten einer neuen Lebensqualität, die den Auftakt zu mehr Gelassenheit, Reife und eventuell gar Weisheit bildet.

Wo sind wir? Bin ich eingenickt? Ein Blick auf die Uhr bestätigt mich in meiner Vermutung.

Was war eigentlich der Anlass für die Trennung von Minou? frage ich Wilhelm mit gleichgültiger Stimme. Ach, die Minou, sie ist zwar ein lieber Kerl, aber für mich, verstehst Du, das musst Du verstehen, ist sie einfach zu alt, einfach viel zu alt.

Das leuchtet mir ein. Schließlich ist sie schon zweiundvierzig.

V

Jenseits von Ordnung und Gesetz

> Ich gehe mit meinem Schatten,
> nur von dem Schatten begleitet,
> alleine mit ihm,
> über graslose Wiesen.
>
> Ich immer blässer,
> er immer länger.
> Er führt mich,
> ich lasse mich führen.
>
> Die kahlen Birken am Weg,
> glatte weiße Finger,
> kennen das Ziel
> besser als ich.
>
> *Hilde Domin*

Obwohl wir es uns zeitlich in keiner Weise leisten können, nochmals einen Halt einzulegen, biegt Felix in die Ausfahrt zu einer Raststätte ab. Wir folgen ihm nicht ungern. Ein Kaffee kann trotz Verspätung nichts schaden. Der Fahrer des Umzugstransporters wird es sich in seiner Koje behaglich gemacht haben und noch etwas schlafen, bis wir ankommen, meint Felix, ja, aber die Gemütlichkeit wird ohne Heizung zu wünschen übrig lassen, erinnert Wilhelm.

Ich hatte mich verrechnet. Für unseren Umzug wollte ich unbedingt ein Schweizer Unternehmen beauftragen. Mein mehrjähriger Aufenthalt in Frankreich hatte mich vorsichtig gemacht. Als es einmal darum ging, eine Wand für elektrische Drähte aufzuschlitzen, vollbrachten die Handwerker die gründliche Zerstörung einer Tapete aus dem 18. Jahrhundert. Einige Eichendielen, die wohl noch älter waren, wurden bei einem ähnlichen Einsatz ebenfalls total ruiniert. Ich befürchtete, unser gesamtes Umzugsgut würde eher in einem Graben als an unserem neuen Wohnort in der Schweiz landen. Sogar der mehr als die Hälfte tiefere Preis des französischen Unternehmens vermochte mich nicht zu motivieren, ein solches Risiko einzugehen. Also wandte ich mich an ein solides Schweizer Unternehmen: Wir erledigen Ihren Umzug zu Ihrer vollsten Zufriedenheit und wir schicken mit dem Fahrer auch noch zwei weitere Männer zum Einladen, hieß es in vertrautem Schweizerdeutsch. Ich war sehr beruhigt und ließ sofort meine beiden bereits angeheuerten arbeitslosen Umzugshelfer aus einem Nachbardorf wissen, dass ich ihre Hilfe nun doch nicht benötigte.

Unser ganzes Hab und Gut stand gepackt und zusammengebunden für den Transport bereit. Zum Schluss erstellten wir noch die umfangreichen Listen für den Zoll, auf dem jeder Gegenstand einzeln aufgeführt werden musste.

Wir hatten den Umzug auf einen Dienstag Anfang Januar gelegt und erwarteten gegen 11 Uhr das Umzugsauto. Bereits am späten Vormittag fielen taschentuchgroße Schneeflocken vom Himmel. Wir versuchten den Hof möglichst schneefrei zu halten und schaufelten und schippten unermüdlich. Im Nu türmten sich überall die Schneeberge auf. Als endlich mit einigen Stunden Verspätung das Transportauto anratterte, war ich zwar erleichtert, dass es überhaupt angekommen war, aber irgendwie fühlte ich mich durch den Anblick des Fahrzeugs in meine Kindheit zurückversetzt. Wilhelm und Felix bekamen einen Lachanfall, das darf ja wohl nicht wahr sein, ein Saurer Diesel Jahrgang 1953! Ein winziges und sehr dünnes Männlein kletterte aus dem Wagen: Da bin ich, sagte es. Gottseidank. Die Fahrt war schwierig. Der Mann sah ziemlich mitgenommen aus. Die Heizung, so erzählte er, sei bereits in Zürich kaputt gegangen, und er habe sie nicht mehr in Gang setzen können. Da sei er eben ohne weitergefahren. Er jammerte nicht. Schicksalsgebeutelt nahm er diese Unbill an. Ich setzte ihn zuerst vor das große Feuer am Kamin in der Küche, damit er sich seine Knochen wieder etwas aufwärmen konnte. Ja, ein heißes Getränk nehme er gerne. Essen wollte er erst, wenn alles eingeladen war.

Wo sind die anderen Männer? Davon wisse er nichts. Man habe ihn allein losgeschickt. Dann versuchte ich, meine Helfer, denen ich bereits eine Absage erteilt hatte, wieder zu mobilisieren, die aber waren nicht mehr erreichbar.

Spätestens zu diesem Zeitpunkt ahnte ich, dass der Umzug nicht den geplanten Verlauf nehmen würde. Madame Pauffard und ich würden die beiden Möbelträger ersetzen müssen. Und so war es dann auch.

Obwohl wir geplant hatten, am nächsten Morgen gemeinsam loszufahren, wollte der Fahrer nichts riskieren. Da er aber bereits tags zuvor mitten in der Nacht aufgebrochen war, benötigte er dringend eine Erholungsphase. Drei Stunden Schlaf würden ihm genügen, dann wolle er aufbrechen und bis zur Schweizer Grenze fahren, er könne dann auf dem Zollhof eine größere Ruhepause einlegen und dort auf uns warten. Der Kälteeinbruch und der Schnee hatten seinem vom Alter gezeichneten Fahrzeug schwer zugesetzt und seine Befürchtungen waren durchaus berechtigt. Der Versuch, den Motor in Gang zu setzen, scheiterte zunächst kläglich. Erst als er die immense Kühlerhaube wie gigantische Flugzeugflügel aufklappte, um dem Motor, der wie eine riesige uralte Schildkröte in einem viereckigen Blechkasten lag, eine geheimnisvolle Flüssigkeit einzuträufeln, antwortete dieser mit einem heiseren Hüsteln, gefolgt von einer kleinen Explosion. Und dann lief der Motor laut und unmissverständlich. Nach diesem freudigen Ereignis durfte nicht mehr herum manipuliert werden. Der Fahrer wollte aber noch für alle Fälle den Laster aus dem Hof heraus fahren und ihn bereits auf der leicht abfallenden Straße in die richtige Startposition bringen, man könne ja nie wissen. Inzwischen war alles vereist. Ein kompliziertes Manöver folgte, in welchem er rückwärts aus dem Hof zu zirkeln hatte, um das Fahrzeug gleich danach in ein leicht abgewinkeltes, steil nach oben strebendes schmales Gässchen zu schieben, damit er wenden konnte. Ich musste mit ansehen, wie der schwer beladene, uralte Saurer Diesel wie ein Gespenst ins Rutschen geriet, direkt auf die Mauer zu, die die ganze Liegenschaft einzäunte. Ich weiß nicht, um was ich mehr besorgt war, um den Inhalt des Umzugsautos, den ich schon in tausend Stücke zersplittert sah, oder um die Mauer, die ohnehin derart alt und an einigen Stellen wackelig war, dass das einige hundert Meter lange Gemäuer beim geringsten Stoß wie Dominosteine zu Fall kommen würde.

Das gefährliche Manöver hatte mich derart in Aufruhr versetzt, dass ich, trotz gutem Ausgang ohne jegliche Schadensfolgen, die Erleichterung kaum zu spüren vermochte.

Das Fahrzeug stand startklar. Der Motor lief. Und der Fahrer schlief irgendwo im Haus auf einer Matratze. Um zwölf brach er auf. Ich gab ihm eine Proviantttüte mit belegten Broten und vor allem eine Thermoskanne mit heißem Kaffee auf den Weg. Es würde für ihn wohl bitter kalt werden. Also dann. Um 8 Uhr auf dem Zollhof, verabschiedete er sich und fuhr in die Nacht.

Meinst Du, er schafft das ohne Heizung? fragte ich Wilhelm. Die Burschen sind hart im Nehmen, meinte er zuversichtlich.

Ich fühlte mich schlecht. Einerseits werfe ich den Männern vor, dass sie meilenweit von ihren Gefühlen entfernt leben und alles mit Härte überspielen, zugleich profitiere ich davon und bin froh, dass sie einfach ohne großes Murren ihren Job verrichten und mir meinen angehäuften Besitz durch Schnee und Eis fahren.

Es war etwa mit jener Situation zu vergleichen, die ich in einer Stadt anlässlich einer großen Frauenveranstaltung erlebt hatte. Ich bekam bereits im Vorfeld anonyme Drohschreiben, angeblich von einer Männergruppe: »Früher hätte man eine solche wie Sie als Hexe verbrannt. Wir werden dafür sorgen, dass Sie mit Schimpf und Schande aus der Stadt verjagt werden.« Was sollte ich tun? Ignorieren? Ein paar Verrückte oder ein Einzelner? Als die Briefe immer häufiger kamen, schalteten wir die Polizei ein. Und während ich am Vortragspult vor einigen hundert Frauen die Mechanismen des Patriarchats analysierte, ließ ich mich von der männlichen Polizei bewachen und fühlte mich sicher. Morgendämmerung einer Doppelmoral. Während unsere Großmütter noch dankbar nach der dargebotenen Männerhand griffen, unsere Mütter ihre unbewusste Empörung in Frauenkrankheiten zum Ausdruck brachten, fällt uns wenigstens die heikle Balance zwischen Selbstverantwortung und Abhängigkeit auf.

Wir nähern uns der Grenze. Lange Warteschlangen von Lastwagen stehen auf der Spur, die zum Zollhof führt. Wir werden unmöglich das Umzugsauto finden, gebe ich zu bedenken, Wilhelm aber ist zuversichtlich: Dieses Auto kann man nicht übersehen.

Und während wir noch überlegen, wie wir es verhindern könnten, zwischen die Lastwagen zu geraten und viel Zeit zu verlieren, flitzt Felix an der Kolonne vorbei und überholt sämtliche wartenden Autos. Wir setzen ihm nach, folgen seiner Strategie, sich vor dem Zoll wieder auf die Lastwagenspur zu drücken, um auf diese Weise auf den Zollhof zu gelangen. Ich weiß nicht, was dann geschieht: Noch ehe wir unseren Plan umsetzen können, steht ein Schweizer Zöllner vor uns und winkt zu allem Unglück, wir sollen weiterfahren. Ich steige aus, erkläre, wir müssten zurück, um Verzollungsformalitäten unserer in den Pkws mitgeführten elektronischen Geräte zu erledigen. Aber es gibt kein Zurück – außer wieder über den französischen Zoll – und das, weiß ich, kommt nicht in Frage. Lieber bezahle ich eine saftige Buße, aber einem französischen Zöllner beibringen zu wollen, dass wir versehentlich über die Grenze geraten sind, unsere Computer nicht nach Frankreich einführen, sondern in die Schweiz ausführen wollen, halte ich für absolut unmöglich. Wir sind also bereits auf Schweizer Boden und versuchen nun den Zollhof wenigstens auf der Schweizer Seite zu erreichen. Es geht nicht. Wir sind zwar in Sichtkontakt, aber wir fahren nicht nur auf der falschen Landesseite, sondern auch auf einer Feldstraße, deren Verlauf uns ins sichere Abseits führt. Schöner kann ich mir die ersehnte Rückwanderung in die alte Heimat wahrlich nicht vorstellen: Der ganze Hauskram irgendwo zwischen den Blechlawinen, sämtliche Computergeräte und der sonstige elektronische Wahnsinn illegal in zwei Pkws verstaut. Dabei war alles ordentlich und gewissenhaft vorbercitet worden, und nun dieser Schlamassel.

Wäre mir so etwas in jüngeren Jahren zugestoßen, wäre ich schreiend aus dem Auto gesprungen und hätte befürchtet, vor blankem Entsetzen den Verstand zu verlieren. Nun, im Älterwerden erlebe ich eine deutliche Veränderung in meinen Reaktionen. Einmal breitet sich eine unbeschreiblich wohltuende Gelassenheit aus, die mir so viel Freiraum gibt, mich sogar noch etwas darüber zu amüsieren, zum anderen analysiere ich die Hintergründe des Geschehens und kann dadurch die Schwachstellen immer besser erkennen.

Detaillierte, administrative Formalitäten auszuhecken ist eine männliche Domäne und ihre Unbrauchbarkeit wird in den ungünstigsten Momenten entlarvt. Mit einer übergeordneten Logik hat der Aufbau eines systematischen Erfassens in den meisten Fällen nichts mehr zu tun, sondern viel mehr mit Beschäftigungstherapie in einer geschützten Beamtenwerkstatt. Auf legale Art würde ich meinen geteilten Hausrat nicht mehr zusammenführen und geordnet über die Grenze bringen können, ohne mir einen Anwalt nehmen zu müssen und uns in einem Zollhotel für einige Wochen einzuquartieren. Ich will aber nur noch eines: so schnell wie möglich weiterfahren.

Ich teile den anderen kurz mit, was ich tun werde und mache mich dann auf den Weg. Ausgerüstet mit einem Stapel Zollpapieren und einem Handy drücke ich mich unter einem Stacheldrahtzaun durch, klettere über einige Holzlatten, folge der direkten Luftlinie zum französischen Zollhof über gefrorene Äcker und Wiesen. Um in den Hof hinein zu gelangen, quetsche ich mich unter Drahtgittern hindurch, die mir meinen Mantel seitlich aufschlitzen und das Futter wie die Fahne eines geschlagenen Feindes heraushängen lassen, die hinter mir her weht. Ich sehe aus wie eine Landstreicherin und passe vorzüglich in das Bild der Fahrenden und Wartenden. Wie soll ich »meinen« Chauffeur in all dem Durcheinander finden? Ich versuche per Handy Kontakt mit ihm aufzunehmen, was zuerst nicht klappt. Dann aber, oh Wonne, höre ich die ersehnte Stimme: Ja, ich bin es! Ich stehe vor einem Tor, darüber steht E7! Vis-a-vis hat es eine Wand aus weißen Kacheln.

Ich danke ihm für die genaue Schilderung seines Standorts. Aber es ist nicht einfach, ihm dennoch beizubringen, dass ich ihn trotz präziser Beschreibung seines Aufenthaltsortes nicht finden kann. Ich irre umher. Fahnde nach weißen Kacheln. Lande im Pissoir. Ich frage an Schaltern nach E7. Alle können mir Auskunft geben, wo sie sich selbst befinden. Aber niemand weiß, wo die anderen Abteilungen sind. Nach verzweifeltem Suchen lässt mich eine gnädige Schicksalsfügung in den Fahrer hineinstolpern, und ich falle ihm beinahe um den Hals.

Dann folgt der Versuch, den richtigen Mann für unsere Abfertigung zu finden. Schalter um Schalter. Anstehen. Erklären. Nein, hier nicht. Dort. Wo? Dort drüben. Endlich. Zwei Welten. Der Zollbeamte, auf alle nur möglichen Arten versicherungstechnisch abgesichert (die eigene Person und alles, mit dem sein wohl geordnetes Leben materiell in Berührung geraten könnte) beginnt, die zahlreichen Listen meines Umzugsguts in aller Ruhe zu studieren. Aufzählungen, die ein ganzes Leben dokumentieren, das nie in geregelten Bahnen verlief, sondern im Zickzack durch Höhen und Tiefen, durch Visionen und Ernüchterungen. Ohne Netz und doppelten Boden. Stets im freien Flug. Posten für Posten. 43 Tischsets, zwei Wandtafeln, ein Ledersofa schwarz, ein Art-Deko-Sofa gemustert, ein Sofa 18. Jahrhundert, ein 36teiliges Tafelservice geblümt, 19 Dessertschalen, vier Hundehäuschen, eine Werkbank, drei Lüster 18. Jhdt., zwei Eckschränke aus dem 17. Jahrhundert, 51 Kisten Bücher, 479 Weinflaschen usw. Das für den Beamten Eindeutige erhält einen Haken, Verdächtiges ein Fragezeichen. Wo ist das Pferd? will er wissen. Welches Pferd? Das Pferd, hier, und zeigt auf die Liste. Ach ja, das ist ein Pferd aus Keramik, erkläre ich. Er glaubt mir nicht. Er besteht darauf, dass irgendwo unter den Tausenden von Lastwagen noch ein Pferdetransporter steht, will mit mir hinaus, um mich als Pferdeschmugglerin zu entlarven. Ich trotte neben ihm her, das heraushängende Mantelfutter versuche ich von innen festzuhalten, um mich optisch günstiger zu präsentieren. Erst als wirklich kein Pferdetransport zu finden ist, gibt er ziemlich frustriert auf. Vor lauter Suchen vergisst er, mich nach den Weinflaschen zu fragen.

Ich wollte alles korrekt machen. Aber die Formalitäten ließen es nicht zu. Verzollungsvorschriften sind nichts für Verzollungsbereite. Dann schummele ich, taktiere, erzähle irgendwelche Geschichten und lasse die beiden Autos, die bereits auf Schweizer Boden stehen, unerwähnt. Die aufgelisteten Computer befänden sich zuvorderst im Umzugswagen, er könne ihn gerne ausräumen und nachschauen. Er verzichtet.

Irgendwann haben wir es geschafft, und ich fahre mit dem Fahrer im Cockpit des Umzugswagen zur nächsten Raststätte, wo die anderen auf uns warten. Die kurze Strecke nimmt mich ziemlich mit. Ich rutsche von der uralten, dunkelbraunen, mit zahlreichen Löchern übersäten Lederbank auf den Boden, während dem Fahrer dieses Schicksal erspart bleibt, da er sich an dem riesigen Lenkrad festhalten kann.

Eiskalt zieht die Luft durch sämtliche Ritzen.

VI

Der Fluch

Schau dich nicht um,
der Fuchs geht um,
er wird sich schon beknacken,
es seh sich einer ja nicht um,
sonst kriegt ers auf den Nacken!

Kinderreim

Endlich haben wir unser Ziel in der Schweiz erreicht. Da steht das Haus. Unübersehbar und schweinchenrosa.

Wer einmal in einem Schloss gewohnt hat, ist wahrscheinlich für den Rest seines Lebens geschädigt. Die meisten Häuser kommen einem plötzlich winzig vor, und selbst die größeren vermögen einen nicht so richtig in Begeisterung zu versetzen. Die Vermischung des zeitgenössischen modernen Stils mit dem ganz persönlichen Geschmack eines Architekten wirkt immer wieder wie ein Schock. Offenbar gewöhnt sich der Mensch sehr viel schneller an die Ausgewogenheit und Klarheit früherer Bauepochen. Bevor Felix und ich nach Frankreich auswanderten, spielten wir bei unseren abendlichen Spaziergängen durch die schweizerischen Villen- und Einfamilienhäuser-Ghettos das Abreiß-Spiel. Wir dachten uns Dialoge mit dem Architekten aus, die wir als interessierte Käufer eines Hauses führen würden, wobei wir uns nicht anmerken ließen, wie abscheulich wir sein architektonisches Produkt fanden. Nach getätigtem Verkauf würden wir ihn jedoch wissen lassen, dass bereits am nächsten Tag um 8 Uhr der Bagger anrollen werde, um den Rückbau vorzunehmen, indem die Wände eingerissen würden. Wir malten uns die sprachlose Reaktion aus, das stumme Unverständnis, was wir als Ausdruck mangelnder Kreativität deuteten. Diese kleine Genugtuung wäre eine winzige Entschädigungsgeste und wir hätten unseren Beitrag zum optischen Umweltschutz geleistet. Vielleicht gelänge es uns sogar, dass der eine oder andere Urheber sich über seine baulichen Schandtaten Gedanken macht. Wir haben auch oft darüber diskutiert, ob der Entwurf für die Hausfassade beim Bierstammtisch entstanden ist, der Blick abgelenkt von den Kurven der Serviererin. Auf jeden Fall konnte sie nur einer Situation entstammen, als der hormonelle Haushalt derart durcheinander geraten war, dass das Hirn vorübergehend seine Funktion eingestellt hatte.

Als ich in Frankreich das Angebot für unser Haus vor mir liegen hatte, warf ich einen einzigen Blick auf die rosa Fassade und schickte – ohne weitere Prüfung – die gesamten Unterlagen postwendend zurück. Erst nach nochmaligem Nachfassen des Immobilienhändlers war ich bereit, zu einer Besichtigung in die Schweiz zu fahren.

Es wäre übertrieben zu behaupten, dass es mich vor Begeisterung beinahe umwarf. Aber es gab doch einige Bereiche, die mir außerordentlich gut gefielen. Zudem gab es neben dem abgetrennten, großzügigen Wohnbereich einen großen Konferenzsaal mit einem sehr geräumigen Büro, sowie weitere Büroräumlichkeiten mit separatem Eingang. Ich würde nicht nur die ganze Verwaltung meines Frauenseminars dort unterbringen, sondern könnte dort auch problemlos Seminare durchführen. Wir überlegten nicht lange und entschieden uns für die rosafarbene Liegenschaft.

Zu diesem Zeitpunkt war unser Schloss bereits so gut wie verkauft. Es gab zwei ernsthafte, deutsche Kaufinteressenten, die am liebsten gleich eingezogen wären. Bei dem einen handelte es sich um eine Frau, die verbal ruppig und recht ungehobelt war, und die vor der ersten Besichtigung acht Mal anrief, um anzukündigen, dass sie erst am nächsten Tag vorbei kommen könne. Als sie dann endlich in einem ziemlich verbeulten Mercedes eintraf, der ihr an Ungepflegtheit beinahe noch den Rang abgelaufen hätte, begleitet von ihrer zwölfjährigen Tochter, die ebenfalls keine Sympathieträgerin war, sowie einem sehr freundlichen, gut aussehenden und wesentlich jüngeren Mann, eilte sie durch die Räume, ohne genau hinzusehen und »kaufte« das Schloss. Sie wollte nur noch die Finanzierung in die Wege leiten, was aber überhaupt kein Problem sei. Ich habe nie mehr etwas von ihr gehört.

Der andere potentielle Käufer bekam gleich am Telefon Streit mit Felix – oder er mit ihm. Felix erklärte, dieser sei derart unhöflich zu ihm gewesen, dass er sich dies nicht gefallen lassen konnte. Er kam trotzdem. Er war ein etwa fünfzigjähriger, kleiner Mann, dessen großer Kopf halslos auf dem gedrungenen Körper sass, mit ihm kam eine junge Frau um die dreißig, sehr zart und sehr blond. Er wollte das Château unbedingt kaufen, sofort, und in drei Tagen gleich die Hälfte anzahlen: Ich werfe das Geld bar auf den Tisch. Als ich ihm anbot, das Personal mit zu übernehmen, ließ er mich wissen, dass es dafür nun tatsächlich keinerlei Bedarf gebe und warf einen suggestiv bestimmten Blick auf seine Partnerin. Sie war sehr unsicher, mahnte vorsichtig, sie sollten sich alles nochmals überlegen. Er hörte nicht auf sie. Für ihn war die Sache klar, nächste Woche wollte er das Schloss kaufen. Aber er meldete sich nie mehr. Nachdem wir drei Wochen nichts mehr von ihm gehört hatten, versuchten wir ihn anzurufen. Eine ältere weibliche Stimme antwortete überrascht, dass es sich hier wohl um einen Irrtum handle: Sie und ihr Mann hatten niemals die Absicht gehabt, in Frankreich ein Haus zu kaufen.

Aber im letzten Moment, vier Wochen vor dem geplanten Umzug, kam dann doch noch ein Käufer.

Felix und ich hatten es uns in Frankreich so angewöhnt: Wer zuerst aufwacht, serviert Kaffee ans Bett. Am ersten Morgen im neuen Haus stehe ich früh auf – es ist noch dunkel – und taste mich am Geländer entlang durch das dunkle Treppenhaus. Als der Handlauf aufhört, nehme ich an, ich sei nun unten angekommen, was sich aber als verhängnisvoller Irrtum herausstellt. Ich stürze noch einige Stufen hinunter, direkt auf die Knie. Pech gehabt, denke ich flapsig. Als ich nicht mehr aufstehen kann, gehe ich davon aus, dass es sich nur um den ersten Schock handle. Der stechende Schmerz wird bestimmt bald wieder vergehen. Weil sich aber meine Prognose als falsch herausstellt, versuche ich, die starken Schmerzen zu ignorieren. Ich schleiche zwei Tage lang herum, mich an Wänden und Stühlen abstützend, packe Kisten aus und bemühe mich, Möbelstücke in die richtige Position zu rücken. Dann, als es immer schlimmer wird, gehe ich zum Arzt. Diagnose: Kniescheibe gebrochen. Schiene. Gehstöcke. Das wars.

Das Haus scheint unter einem schlechten Omen zu stehen. Wir hatten es von einer Versicherungsgesellschaft gekauft und erfuhren erst hinterher, dass es aus einer Konkursmasse stammte. Allmählich stellte sich heraus, dass das Unglück eines Bankrotts in sämtlichen Ecken und Nischen lauert. Und das ist wahrscheinlich eher Regel als Ausnahme. Schließlich bedeutet eine Pleite in den meisten Fällen einen Existenzbruch, eine Infragestellung der eigenen Identität oder, wenn man gezwungen ist Haus und Hof aufzugeben, einen Rauswurf aus der geliebten Heimat. Die dadurch ausgelösten Emotionen, das Sich-Sträuben, den Ort zu verlassen, bleiben als negative Energien zurück und treiben ihr Unwesen. So können banale Unterfangen, wie etwa Herd und Backofen in Betrieb zu setzen, zum Albtraum werden. Obwohl alles intakt ist und nichts auf einen Defekt hindeutet, geht es nicht. Der Versuch, in den ersten Tagen etwas Warmes zum Essen zustande zu bringen, scheitert. Der Backofen läuft zwar, aber er heizt nicht. Dafür setzt er sich nachts um zwei Uhr in Gang und klingelt ununterbrochen, ohne auf unsere vielfältigen Versuche zu reagieren, dem ganzen ein Ende zu bereiten. In einem solchen Haus fehlen dann auch die Gebrauchsanweisungen für Geräte wie Herd, Geschirrspül- und Waschmaschine sowie Pläne der elektrischen und sanitären Installationen usw. Und immer wieder steht man wie ein Ochse am Berg, redet herbeigerufenen Handwerkern gut zu, damit sie nicht das Handtuch werfen und ohne den Mangel zu beheben wieder abziehen, sondern detektivisch dem erahnten Verlauf einer elektrischen oder sanitären Leitung nachspüren. Der Wut des vertriebenen Besitzers begegnet man auf Schritt und Tritt. In Märchen werden Kontrahenten und Rivalen mit Flüchen belegt. Und vielleicht gab es auch so etwas in diesem Haus, z. B.: Der nächste Besitzer soll sich das Genick brechen. Entweder hat es nicht ganz geklappt, weil es sich in meinem Falle nicht um einen Besitzer, sondern um eine Besitzerin handelt, oder der Fluch konnte von herbeieilenden Feen zwar nicht ganz aufgehoben aber doch wenigstens abgeschwächt werden: nein, nicht das Genick, nur die Kniescheibe. Danke.

Felix will sich an der Alarmanlage zu schaffen machen, was er glücklicherweise schnell aufgibt und einen Fachmann bestellt. Der klärt ihn über die Gefährlichkeit auf. Die beinahe unsichtbaren Drähte liegen ungeschützt – das hätte leicht ins Auge gehen, beziehungsweise aufs Herz schlagen können.

Aber es kommt noch ärger. Wilhelm entdeckt einige Tage später einen Balken, der sich aus einer Stützmauer hinauszuschieben beginnt. Ist das schlimm? will ich wissen.

Es folgen Abklärungen. Nach drei Tagen habe ich die Gewissheit, dass es sich um eine drohende Katastrophe handelt. Die Versicherungsgesellschaft, die zwischenzeitlich Inhaberin der Liegenschaft war, hatte wegen dieser beunruhigenden Bewegung der Bausubstanz ein Gutachten über die Statik in Auftrag gegeben. Ich will Einblick nehmen, was mir aber erst zwei Monate später mit Hilfe eines Anwaltes gelingt. Endlich liegt es auf dem Tisch. Statischer Rechnungsfehler. Der Dachstock muss saniert werden. Soll ich das Haus zurückgeben? Mir eine Wohnung nehmen? Unmöglich mit diesem Ausmaß an Besitz. Dazu ein Rudel Schäferhunde. Weitere Kisten auspacken oder das Ausgepackte wieder einpacken? Zwei Krücken. Vor jedem Schritt zuerst überlegen, ob nötig, bringst du mir die Kaffeetasse, bitte, nein, weshalb. Notdürftig mein Büro einrichten, dort unter dem Dach, das einsturzgefährdet ist, den Schreibtisch zwischen die zwei fadendünnen Holzpfosten stellen, die den ganzen Dachstock tragen sollten. Ich erinnere mich, dass ich bei der ersten Besichtigung ziemlich überrascht war und mich wunderte, dass die ganze Last des Hauses auf diesen grazilen Zahnstochern ruhte, was mich jedoch nicht weiter beunruhigte. Schließlich hatte ein Architekt dieses Haus für sich selbst gebaut. Ich konnte mir nicht vorstellen, dass jemand ein Haus baut, das irgendwann über ihm zusammenkracht. Gleichzeitig Zeitnot, wie beinahe immer, Termindruck. Ablieferung eines Buchmanuskripts. Ich fühle mich miserabel. Übers Ohr gehauen. Ich hämmere mit Selbstvorwürfen auf mich ein. Warum habe ich noch immer nicht gelernt, genau hinzuschauen? Siehst du, sage ich zu Felix, wohin uns unsere idiotische Gutgläubigkeit führt! Und siegesbewusst antwortet er, ja, ich hab es ja schon immer gesagt.

Zugleich funktionieren. Pünktlich wie ein Ührchen vor jedem Vortrag sich rasch auf einer verpinkelten Toilette ein leichteres Hemdchen überziehen. Selbstgebastelten Thesen logische Nachvollziehbarkeit überzeugend einhauchen. Anschließend diskutieren.

Und fleißig an meinem Manuskript arbeiten. Seite für Seite. Täglich schreibe ich unter dem bereits etwas durchhängenden Dach über die zahlreichen Beziehungsfallen, in die ich ausnahmslos selbst hineingestolpert war. Felix-Fallen. Virtuos arrangierte Studienobjekte, von der einfachen Knacknuss, wo ist mein Führerausweis, ich habe ihn nicht, also hast du ihn, bis zur totalen Bankrotterklärung, du machst mich krank, du mich auch, also gehen wir ins Krankenhaus. Ich schreibe, wie die Liebe motiviert wird zu bleiben und hoffe, das Dach hält und die Liebe ebenfalls. Den Zeitdruck verdränge ich. Ich nehme mir vor,wenn ich das Manuskript abgeliefert habe, lasse ich den Dachstock sanieren.

Fernsehauftritte: Hallo, ich bin wieder da. An Krücken. Im Monitor sehe ich ein fremde Person, woher kommt diese gebückte, schwerfällige Alte, die da sitzt wie eine immense Kartoffelkröte?

Vorgeschmack auf Gebrechlichkeit. Die Behinderung durch das Gehen an Krücken verstärkt den Eindruck, älter zu werden. Und alles immer schön in der Öffentlichkeit dokumentiert. Und nun breitet sich allmählich der Gedanke aus: Mein Umzug in die Schweiz ist nicht etwa ein Neubeginn, sondern der Versuch, für mein Älterwerden eine realitätsbezogene Perspektive zu finden.

Das Haus und ich. Einsturzgefährdet. In schlaflosen Nächten schlendere ich durch meine Innenräume und suche jene Bereiche, die statisch gefestigt sind, fahnde nach jenen Bezirken, die nichts umhauen kann. Es ist immerhin eine kleine Zuversichtsnische im Untergeschoss, unauffällig und nur gelegentlich von mir besucht.

Die Klippe der Wechseljahre erscheint mir im Nachhinein

wie ein Kinderspiel! Ein neckischer Appell an das Älterwerden. Ein Übergang ohne weitere Folgen. Wir können uns noch immer mit Hilfe kosmetischer Unterstützung zurecht machen. So tun, als ob. Aber nun? Nein, es ist nicht der Tod, der Angst macht. Es ist die Befürchtung, ins Niemandsland zu fallen und übersehen zu werden.

VII

Babuschka oder das Vermächtnis

> Mutter ich trage dich wie eine Wunde
> auf meiner Stirn, die sich nicht schließt.
> Sie schmerzt nicht immer. Und es fließt
> das Herz sich nicht draus tot.
> Nur manchmal plötzlich bin ich blind und spüre
> Blut im Munde.
>
> *Gottfried Benn*

Gott sei Dank habe ich ein Bauunternehmen mit der Sanierung des Dachstocks beauftragt, dessen Inhaber auch am Sonntag oder in der Nacht beschwichtigende Worte für meine Befürchtungen findet, nein, sagt er, das Haus stürzt nicht ein. Dennoch habe ich im Badezimmer eine private Beobachtungsstation angebracht. Da, wo ein gefährlicher Spalt zwischen Dachbalken und Wand das morgendliche Duschvergnügen empfindlich mindert, weil er an die statische Labilität des Hauses erinnert und verheerende Horrorvisionen in Gang setzt, wie ich mich zeitversunken unter der Dusche aale, plötzlich das Haus zusammenkracht und man mich nackt unter den Trümmern hervorzuzerren versucht, habe ich im Zehnzentimeterabstand Bleistifte in die Ritzen gesteckt. Sollten die Stifte eines Morgens nicht mehr pfeilgerade wie Soldaten dastehen oder etwa gar heruntergefallen sein, wüsste ich, dass es höchste Alarmstufe oder aber bereits zu spät ist.

Als ich am Morgen in mein einsturzgefährdetes Büro komme, steckt eine Mitteilung von meiner Tochter im Fax: »Baby in Startposition, bin auf dem Weg in die Klinik.« Heute werde ich also Großmutter.

Über Großmütter hatte ich mich oft genug lustig gemacht. Ich fand es immer albern, wenn ihr gesamtes Lebens- und Interessenspektrum auf das schläfrige Blinzeln eines Säuglings zusammenschrumpft, Bäuerchen zum weltbewegenden Ereignis werden und die regelmäßig zu erfolgenden Verdauungsvorgänge ins Zentrum der Beobachtung rücken und man als Außenstehende unentwegt mit der Beschreibung derartiger Vorgänge beglückt wird. Ähnlich wie in Altersheimen, wo Angehörige ebenfalls damit rechnen müssen, detailgetreu und anschaulich über die Konsistenz, den farblichen und olfaktorischen Zustand sowie die Häufigkeit und Menge der Ausscheidungen akribisch genau unterrichtet zu werden. So schließt sich auf diese Weise thematisch der Kreis von der ersten zur letzten Lebensphase.

Claudia, eine Freundin aus der Schulzeit, verkündete das freudige Ereignis, frischgebackene Großmutter geworden zu sein, mit eigens dafür gedruckten Kärtchen und veranstaltete ein großes Fest. Und während der Neuankömmling in Südafrika gierig an der Brust seiner dunkelhäutigen Mama sog, nippten die völlig durchgedrehten Sechzigjährigen aus der Klasse IIb an einem Gläschen Sekt und feierten, als ob sie gerade, so wie damals, unter den härtesten Bedingungen am Sporttag einen Handballsieg errungen hätten. Nun prosteten sie sich zu: Ein nie erwartetes Wunder ist geschehen. Die narzisstische Selbsterhöhung durch völlig natürliche biologische Funktionen waren mir stets ein Dorn im Auge. Wer Kinder zeugt und in die Welt setzt, muss schließlich damit rechnen, dass sich diese wiederum vermehren. Durch die stetig steigende Lebenserwartung sind wir zum ersten Mal in der Menschheitsgeschichte in der Lage, eine Fortpflanzungslinie, die sich über mehrere Generationen hinzieht, live mitzuerleben. Die Großmutter bildet noch lange nicht das Schlusslicht. Meist gibt es auch noch eine Urgroßmutter, wenn nicht sogar eine Ururgroßmutter: Babuschka-Fortsetzungsserie mit vorprogrammiertem Vermehrungs- und Reduzierungsszenarium. Das eine Ereignis feiern wir, als ob es die größte Offenbarung wäre, das andere beklagen wir und sind erschüttert. Obwohl Geburt und Tod zu den sicheren Eckpfeilern unseres Daseins gehören, sind wir immer wieder überrascht, als ob wir noch nie etwas von derartigen Vorgängen gehört hätten.

Nun sitze ich an meinem Schreibtisch und kann mich nicht mehr auf meine Arbeit konzentrieren. Meine Tochter. Das Kind. Geht alles gut? Felix ist ebenfalls aufgeregt, na du angehender Großvater, sage ich diesem jungenhaften Fünfundvierzigjährigen, der sich weder in einer Vater- noch in einer Großvaterrolle zu installieren beabsichtigt. Am Abend dann, der erlösende Telefonanruf: Ein Mädchen. Mutter und Kind sind wohlauf, ein Satz, der immer dann zur Anwendung kommt, wenn die Mutter bei der Geburt nicht gestorben ist. Meine Tochter aber liegt erschöpft und leicht fiebrig im Bett. Vielleicht ahnt sie, dass sie mit der Geburt dieses Kindes in den mythologischen Raum des Tragischen eingetreten ist. Wie unbekümmert schritt sie durch diese Schwangerschaft, gelegentliche Unpässlichkeiten steckte sie tapfer weg und erfüllte selbstverständlich sämtliche beruflichen Anforderungen. Ihre berufliche Karriereleiter steht schräg angelehnt über dem Windelpaket bereit. Alles eine Frage der Organisation. Dazu eine Partnerschaft, in der auch der männliche Part voll zum Einsatz kommen soll. Es kann nichts schief gehen. Auch ich hatte damals Zukunftspläne: Während das Baby schläft, wollte ich viel lesen und den zweiten Bildungsweg, den ich kurz vor der Schwangerschaft eingeschlagen hatte, ungehindert weiter gehen. So dachte ich. Ich hatte nicht damit gerechnet, dass mit dem Muttersein eine neue Seite in meinem Lebensbuch aufgeschlagen wurde. Meine persönlichen Wünsche und Absichten wurden weitgehend durch die Aufgabe, mich um das Wohl des Kindes zu kümmern, verdrängt. Und jedesmal, wenn es mir gelang, seine Bedürfnisse zufriedenzustellen, stieg ein großes Glücksgefühl auf und überdeckte die latent schlummernde Unzufriedenheit. Ich wusste damals nicht, wie verletzbar ich in der Partnerschaft allein durch die Mutterschaft geworden war. Die ständige Sorge um das Kind, das tiefe Wissen, dass es mit der Geburt dem Tod geweiht ist, hält uns auf Trab, macht uns unlogisch, hysterisch, fordernd und beinahe gleichzeitig glücklich. Die wenigsten Väter sind in der Lage, die Tragik des Mütterlichen nachzuvollziehen, geschweige denn sich nahtlos in die verschiedenen Hilfsdienste einzuordnen. Sie sehen gewisse Vorsichtsmaßnahmen nicht ein. Sie sträuben sich, immer gleich in die schlimmsten Befürchtungen einzustimmen. Und jeder Hinweis des Partners, der an die Vernunft appelliert, wird von uns als Anschlag auf unser Muttersein empfunden. Zudem wird mit der Geburt eines Kindes die Mobilität der Mutter massiv eingeschränkt. Ob es sich um berufliche Aktivitäten oder Freizeitvergnügen handelt, es muss vorher immer alles bis ins Kleinste organisiert und eine Lösung für jedes nur mögliche unvorhergesehene Ereignis vorgedacht werden. Man ist nie mehr frei, hierhin oder dorthin zu gehen, immer angebunden, eingebunden und festgezurrt. Dies gilt in der Regel vor allem für die Frau. Während sich der Mann nach wie vor frei bewegt, unbekümmert Berufsreisen plant, bucht und unternimmt, jongliert die Frau, macht tausend Verrenkungen, Zugeständnisse, die oft den Rahmen des für sie Erträglichen beinahe sprengen. Wenn alle Stricke reißen, bleibt sie zu Hause. Der Partner fährt allein. Gekränkt über diese geschlechtsspezifische Ungerechtigkeit entschädigt sie das arglose Lächeln des Kindes im Übermaß und sorgt dafür, dass sie zwischen Schuldgefühl, Wut und Glück hin und her schwankt und sich selbst nicht versteht.

Ich habe die Tragik des Mutterseins an meine Töchter weitervererbt, wie eine unheilbare Krankheit. Und nun bin ich eine Großmutter, eine stolze Großmutter? Ich kann diesen Stolz nirgends finden, aber ich ahne, dass sich die Schwierigkeit, in dieser Gesellschaft eine Frau zu sein, nochmals in neuen Variationen zur Darstellung bringt. Zwei Generationen sind vor mir. Zwei hinter mir. Und ich stecke dazwischen. Was aber tun Großmütter? Welche Aufgaben sind für sie vorgesehen?

Die Ankündigung, dass ein Kind unterwegs sei, fand an einem Heiligen Abend statt. Wir lebten noch in Frankreich, bereits standen Kisten und Schachteln ungemütlich herum, von der Familie wollte niemand mehr kommen.

Bist du einverstanden, wenn wir Weihnachten flott überspringen, fragte ich Felix beiläufig, klar, meinte er, das alles geht mir sowieso auf die Nerven. Das hätte er nun doch nicht sagen sollen, denn ich scheute schließlich keine Mühe, mir alljährlich den Jahreshöhepunkt meiner Kochkunst abzuringen, den Beweis zu erbringen, nicht nur Bücher schreiben zu können, sondern auch noch einem minimalen weiblichen Standard zu genügen. Wenn es mir gelang, pünktlich das Essen auf dem Tisch zu zelebrieren, sonnte ich mich in bodenlangem Samtrock und weißer Satinbluse, die über dem Busen und auf den weit gebauschten Ärmeln bereits einige Ölspritzer abbekommen hatte, unter dem mit elektrischen Kerzen ausgerüsteten Christbaum im perfekten Mutterglück – meiner Pflicht und meiner Kür. Aber wir haben es doch immer sehr schön und festlich gehabt, denk an meinen Gurkensalat, an meinen Kartoffelsalat und die heißen Würstchen. Nein, sagt Felix, es war mir immer lästig, und dann dieser verdammte Stress mit den Geschenken, ein Albtraum. Gut, erwidere ich sachlich, ganz wie Du willst. In einem Gemisch von angekränkelter Wut und gleichzeitiger Erleichterung lasse ich die Hektik der Vorbereitung an mir vorbeiziehen. Bei unserem spartanischen weihnächtlichen Einkauf lästert Felix mitleidsvoll und zynisch, schau dir die armen Schweine an, wie sie ihre unzähligen bis zum Rand mit Lebensmitteln vollgestopften Tüten herumschleppen müssen, als ob es darum ginge, eine bevorstehende Kriegsepoche zu überleben.

Am Heiligen Abend aß ich ein überbackenes Käsebrot und saß im Herrenzimmer vor dem Fernseher, wo ich einer Familie in einer Bauernstube zuschaute, wie sie Weihnachten zelebrierte. Felix feierte mit einer Schale Cornflakes am anderen Ende des Schlosses, das heißt, er lag auf seinem schwarzen Ledersofa und schaute sich einen Western an. Und dies zufrieden, vorwurfslos, ein Tag wie jeder andere, sagte er, während ich zwischen Entsetzen und Wohlgefühl hin und her pendelte. Ist das nun das Ende einer Beziehung? Wir werden alt, und auch die Beziehung welkt dahin, wir haben uns einfach nichts mehr zu sagen, auch nicht an Festtagen, nicht an Weihnachten, nicht an Ostern, und bald werden wir uns auch an Geburtstagen nichts mehr zu sagen haben und auch an all den anderen Tagen, oder ist dies der Ausdruck von Autonomie, von Eigenständigkeit, selbstverantwortlich sein eigenes Käsebrot in den Ofen zu schieben oder eine Schale Cornflakes mit Vollmilch zu übergießen und je nach Lust und Laune dort zu essen, wo es einem gerade passt? Dazwischen steckte Felix sein Gesicht in mein Zimmer, na Schatz, alles in Ordnung?

Zum ersten Mal in all den Jahren hatte ich ihm kein Geschenk gemacht. Mir wollte einfach nichts mehr einfallen, alles hatte ich schon mehrfach geschenkt, jeden vermeintlichen Mangel im voraus abgedeckt. Bereits im Sommer brütete ich Geschenkideen aus, so wie damals, als ich noch Kind war. Ich liebte meine Mutter über alles und wollte nur eines: ihr schweres Leben, das sie an der Seite meines Vaters führte, etwas erleichtern und ihr soviel Freude wie nur irgendwie möglich bereiten. Sie war in Handarbeiten äußert talentiert und ich wusste, dass ich sie damit begeistern konnte. In meiner Erinnerung habe ich Quadratkilometer große Tischdecken mit Waldlichtungen, Hirschen und Häschen, mit Tannenbäumen und Blumen mit winzigen Kreuzstichen versehen. Ich stickte mich fleißig und leidenschaftlich durch die langen Sommermonate. Vor allem vermochte ich der Vorstellung nicht standzuhalten, welches Maß an Freude mein Werk bei meiner Mutter auslösen würde, und so erzählte ich ihr beinahe täglich, womit ich sie an Weihnachten überraschen werde. Trotzdem freute sie sich jedesmal herzlich und ich startete sofort mit einer neuen Arbeit für das nächste Jahr. Indessen die Geschenke, die ich für Felix aussuchte, sie stießen bei ihm nicht immer auf ein großes Echo. Obwohl mir nichts zu teuer oder zu kompliziert war, um es irgendwo aufzutreiben, hielt sich seine Freude in Grenzen. Auf ein Geschenk war ich besonders stolz. Über tausend Umwege erwarb ich sein Familienwappen und ließ einen Ring damit anfertigen. Er freute sich, trug den Ring gelegentlich, bis er ihn beim Baden verlor. Felix tat sich eher schwer mit dem Beschenktwerden, wollte sich von den vielen von mir sorgfältig eingepackten Überraschungen nicht so recht begeistern lassen. Dabei wollte ich ihn entschädigen für die vielen Weihnachten, die er geschenklos und allein im Heim verbringen musste, weil sein Vater vergessen hatte, ihn abzuholen.

Sich wiederholende Rituale nagen wie Mäuse an langjährigen Beziehungen. Plötzlich entstehen schadhafte Stellen, und irgendwann ist ein ganzes Fest durchlöchert und zerfällt. Haben wir uns unter dem Christbaum nichts mehr zu sagen? Kein romantisches Lächeln mehr? Schön, mit Dir Weihnachten zu feiern. Stille Nacht. Ich liebe Dich. Als der TV-Film mit der bäuerlichen Weihnachtsfeier zu Ende ist, fasse ich mir ein Herz und schalte den Flimmerkasten ab. Weiter Fernsehen zu gucken, wäre für mich einer Bankrotterklärung gleichgekommen. Wir könnten noch eine Kerze anzünden, denke ich, und uns tief in die Augen schauen, während im Hintergrund aus dem CD-Player irgendeine weihnachtliche Musik erklingt. Zugleich denke ich aber auch, ich bin wirklich arm dran, wenn ich keinen Gurkensalat mache, macht ihn keiner. Felix reagiert auf meine ihn anklagenden Gedanken nicht, er fühlt sich wohl. Komm, sagt er völlig arglos. Wir setzen uns vor den großen Kamin in der Küche und lesen uns die vorgedruckten Weihnachtskartenwünsche unserer Freunde vor, bei manchen sind sie bereits fünfsprachig aufgedruckt. Da fällt mir ein ungeöffneter, etwas dickerer Briefumschlag vor die Füße. Eine besonders originelle Weihnachtskarte mit Taschentuch? Nein, es ist ein Kinderstrümpfchen, rot, mit weißem Stulpenrändchen. Ich weiß sofort Bescheid. Den Brieftext kann ich nicht mehr lesen, ich heule Rotz und Wasser, gerührt bis auf die Knochen, großmuttertief, hör doch auf, drängt Felix, warum denn, das ist doch das größte Weihnachtsgeschenk, erkläre ich. Ja, das ist es. Und auch er hat wässerige Augen. Wir liegen uns in den Armen, das noch nicht geborene Enkelkind hat den glanzlosen Heiligen Abend festlich aufleuchten lassen. Ihr Kinderlein kommet.

Wir saßen lange vor dem Kamin, große Flammen schlugen in die Höhe, und wir schauten dem Spiel des Feuers zu. Nachdem wir noch ein ausgiebiges Telefongespräch mit den werdenden Eltern geführt hatten und die erste emotionale Überflutung überstanden war, holte Felix seine Geschenke für mich. Er war eigens dafür in die Schweiz gefahren, da mein Lieblingsparfum nur in Zürich und nur in einem speziellen Geschäft zu haben sei. Das behauptet wenigstens Felix. Die Verkäuferin kennt ihn schon. Alle Jahre wieder und ich war nochmals zu Tränen gerührt.

Monate später halte ich nun das Kind in den Armen und

bin verwirrt und entzückt. Ich weiß nicht, wie sich Großmütter fühlen sollen. Jedenfalls sollten sie die frischgebackenen Eltern unterstützen, fördern, damit sie auch mal wieder Zeit für sich haben und ihre Beziehung pflegen können. Sie halten sich matronenhaft im Hintergrund und hüten die Kleinen, stricken warme Sachen für den kalten Winter oder kochen bei unerträglicher Hitze Marmelade. Großmütter sind wetterfest, immer verfügbar, auch nachts abrufbar, im Plan der Babyorganisation allzeit einsetzbar, sie sind froh und auch etwas dankbar, wieder einen Lebensinhalt zu erhalten.

Und Großväter? Was machen eigentlich Großväter den ganzen Tag? Welche Funktionen werden von ihnen erwartet? Viele Großväter können ungehindert ihre Kreise ziehen und ihren Interessen nachgehen, unbehelligt von irgendwelchen Erwartungen. Großväter verdienen sich ihren Glorienschein mit einem minimalen Einsatz an Aufmerksamkeit oder Beschäftigung mit den Kleinen. Die Narrenfreiheit, die sich viele Väter genehmigen, wenn es um die Beteiligung an Betreuungs- und Erziehungsarbeit geht, setzt sich auch im großväterlichen Alter fort. Er kann mit größtem Verständnis rechnen. Nein, ich möchte meine Ruhe, nein, ich habe dieses Projekt zu betreuen, nein, ich stehe noch voll im Beruf.

Die simplen Wörtchen »Ja« und »Nein« finden auch im Älterwerden in ihrem Gebrauch eine geschlechtsspezifische Verwendung. Selbst bei völliger Abstinenz eines Interesses für die Enkel verlieren Großväter weder an Status noch an Zuneigung. Im Gegenteil. Die Ungleichheit im Anforderungsprofil steigt in eine neue Runde. Je weniger sich Großväter um ihre Enkel kümmern, um so mehr wird um ihre Liebe gebuhlt, gezittert und geworben. Alles, was ein realistisches Bild auf den Unwilligen werfen könnte, wird ausgeblendet: Er war eigentlich wunderbar, mein Großvater. Auch wenn er es nicht direkt zeigen konnte, aber irgendwie habe ich es immer gespürt. Auch meiner war großartig, er hat einmal Figuren für die Weihnachtskrippe geschnitzt und wir Kinder durften ihm dabei zusehen. Und mein Großvater war Lokomotivführer, er nahm mich manchmal in den Sommerferien mit, das waren meine schönsten Erlebnisse. Wie oft? Mindestens zweimal. Und meiner sammelte Briefmarken, da durfte ich stundenlang bei ihm sitzen und zuschauen, alles ohne zu reden, es war herrlich. Während Großväter – und selbstverständlich auch Väter – grundsätzlich mit einer Generalamnestie ihrer zahlreichen Versäumnisse rechnen können, werden von Müttern und Großmüttern handfeste Beweise ihrer bedingungslosen Liebe gefordert. Und selbst wenn sie ihr Menschenmöglichstes getan haben, ist es in den meisten Fällen zu wenig. Die Defizite, die durch den Vater oder den Großvater entstanden, werden den Müttern und Großmüttern angelastet. Die Verdienste auf der weiblichen Seite den Männern gutgeschrieben.

Mein nächstes Buch drängt. Das eingeknickte Dach drückt. Tausend Termine nagen. Ich war nicht nur eine schlechte Mutter, nun werde ich auch keine richtige Großmutter abgeben. Anruf genügt, ich komme. Nein, leider nicht, es tut mir so leid, ach, wenn ich nur könnte. Wie kann ich dieses Schuldigwerden, die Verweigerung der vorgesehenen geschlechtsspezifischen Rolle und deren Funktionen je wieder gutmachen!

Der Kampf um Emanzipation geht weiter. Es fällt mir schwer. Ich liebe meine Tochter. Ich liebe meine Enkelin.

Wir denken vielleicht, wenn die eigenen Kinder groß sind, dann bin ich diese ewigen Schuldgefühle, nicht genug für sie da gewesen zu sein, für immer los. Irrtum. Es ist wie bei Bürgerkriegen. Eine vorübergehende Feuerpause bedeutet lediglich, die Partisanen haben sich in die Berge zurückgezogen, lauern aus der Vogelperspektive, und bei der erstbesten Möglichkeit ballern sie wieder los. Und es kehrt erst Waffenstillstand ein, wenn die Erwartungen erfüllt werden. Entsprechend gestaltet sich das Leben einer Großmutter: Leider kann ich am Frauentreff nicht teilnehmen, da ich die Kinder meines Sohnes für eine Woche habe. Leider kann ich den interessanten Teilzeitjob in der Stadtbibliothek doch nicht annehmen, da ich zwei bis drei Mal in der Woche das Kind meiner Tochter hüte. Und irgendwann heißt es dann von der Urgroßmutter, dass sie leider keine Zeit hatte, zu sterben, weil sie gerade das Baby ihrer Urenkelin betreute.

Der Hüte- und Betreuungsdienst für Kinder, Enkel und Urenkel ist in unserer Gesellschaft in der Regel mit der Nabelschnur eng verknüpft, und die Stammbaumlogik wird in diesen Belangen erfolgreich ausgeblendet.

Ein typisch weibliches Thema – Schuldgefühle – wird in der Rolle als Großmutter neu aufgelegt. Je mehr wir bereit sind, diese damit verbundenen Funktionen zu übernehmen, um so freier und ungebundener können sich Großväter fühlen.

Wer also bis dahin nicht verstanden hat, die eigenen Anliegen und Wünsche ernstzunehmen, zuverlässig für sich selbst zu sorgen, kann sicher sein, es irgendwann doch noch lernen zu müssen. Denn die unerlösten Schuldgefühle bleiben uns treu. Wir werden immer wieder in ganz neuen Zusammenhängen unerbittlich auf das Missverhältnis von Selbstaufopferung und Selbstachtung so lange hingewiesen, bis wir es begriffen haben. Bis wir gelernt haben, dass ohne Selbstliebe letztlich alles, was wir für andere tun, fragwürdig bleiben muss.

Wenn wir diesen Zusammenhang vom Kopf her begriffen haben, dann ist das Denken vergleichbar mit einem Tanzschritt, der eingeübt werden will. Da kann es sehr hilfreich sein, immer wieder in diesen Erkenntnissen spazieren zu gehen, gleich der Art und Weise, wie wir eine neue Landschaft erkunden, um sie uns einzuprägen. Wir schreiten den Weg ab, verfolgen seinen Verlauf und erkennen, dass er sich stets den von der Natur vorgesehenen Gegebenheiten anpasst, sich um Hindernisse windet oder scheinbar die falsche Richtung wählt, um dann doch auf das Ziel ausgerichtet zu sein. Und vielleicht können wir eine Analogie zu unserem Leben entdecken, wie wir uns in verschiedenen Situationen angepasst haben, wie wir vermieden haben, Wünsche und Bedürfnisse oder Ärger und Empörung zum Ausdruck zu bringen, und es statt dessen vorgezogen haben, klein beizugeben und uns so zu verhalten, wie es von uns erwartet wurde – oder wie wir jedenfalls glaubten, dass es von uns erwartet wurde. Auch wenn wir uns oftmals durch das eigene Leben mogelten und viel zu häufig das Rückgrat krümmten und alles vermieden, was zu einer Auseinandersetzung geführt hätte, kommen wir beim Älterwerden nicht darum herum, uns irgendwann selbst näher zu kommen, Farbe zu bekennen und zu uns zu stehen. Wie niederschmetternd ist es, wenn wir nach einem arbeitsreichen und aufopfernden Leben feststellen müssen, dass wir uns selbst verpasst haben, immer auf der Flucht vor uns selbst waren und stets nur die anderen im Blick hatten, während wir uns vergaßen.

Weshalb gelingt es kaum, die Liebe und die Fürsorge für sich selbst gleichberechtigt mit der Mutter- oder Großmutterliebe als die selbstverständlichste Sache der Welt zu betreiben? Es ist eine falsch verstandene Selbstlosigkeit, die leider von kirchlicher Seite als höchste Tugend gepriesen wird, und vor allem dem weiblichen Wesen empfohlen wird. Die Rechnung geht aber nicht auf. Wer je in den Dunstkreis selbstloser Menschen geraten ist, weiß aus Erfahrungen, dass damit eine vielfach kompensatorische Seite zum Einsatz kommt. Wer dank steter Aufopferung für andere sich selbst so vernachlässigt hat, dass der Zugang zu sich selbst verloren ging, fordert das

Geopferte zurück. Ich habe alles für meinen Mann und meine Kinder getan, und nun kümmert sich niemand um mich. Wer kennt ihn nicht, den vorwurfsvollen herbstlichen Blick im Altersheim, den erbitterten Abendtrunk anklagender Worte älterer Menschen oder die einen Sitzplatz fordernde Seniorengeste im überfüllten Bus um 17 Uhr 30?

Niemand ist in der Lage, einen anderen Menschen sich selbst zurückzugeben. Das kann nur jede und jeder allein bewerkstelligen. Der erste Schritt, sich näher zu kommen, ist mit der Frage verknüpft: Wie geht es mir? Wie fühle ich mich? Wichtig ist, darauf eine ehrliche Antwort zu finden. Als nächstes fragen wir uns, was könnte ich für mich tun, dass ich mich wohl fühle? Dabei achten wir aber darauf, dass wir nicht in die Vorstellung hineingleiten, was dabei andere für mich leisten sollen. Es geht jetzt darum, zu lernen, die Verantwortung für sein eigenes Wohl selbst zu übernehmen und für sich zu sorgen. So gut es jedenfalls geht. Vielleicht stellen wir aber auch fest, dass wir etwas möchten, das nur mit Hilfe von anderen erreicht werden kann. Dann sollten wir klar und präzise unsere Wünsche zum Ausdruck bringen und dazu stehen: Wenn wir sagen, was wir wollen, dann ist die Chance groß, dass wir auch bekommen, was wir möchten. Und wenn das nicht passiert, werden wir so lange nachforschen, bis wir den Grund dafür erfahren. Ein solches Vorgehen ist eine klare Absage an die Opferrolle. Die anderen sollten doch merken … Nein, sie merken überhaupt nichts. Wir müssen es ihnen sagen. Und zwar klipp und klar. Diese Erkenntnis ist nicht einfach. Und wenn ihre Umsetzung heute noch nicht klappen sollte, dann fangen wir eben morgen nochmals von vorne an.

Meine neugeborene Enkelin blinzelt mich an. Und während alle um mich herum Mutmaßungen darüber anstellen, wem sie ähnlich sieht, schließe ich mit ihr einen geheimen Vertrag: Ich will von dir lernen, zu den eigenen Bedürfnissen zu stehen und ihnen Ausdruck zu verleihen. Und wenn du groß bist, zeige ich dir, wie du es anstellen musst, damit du dich an deine Fähigkeiten zurück erinnerst und du dir immer treu bleibst. Sie gähnt mir laut entgegen und ihr Vater sagt, ich glaube, man sollte ihr die Windeln wechseln.

VIII

Dämmerung

Aber die Abende sind mild und mein,
von meinem Schauen sind sie still beschienen,
in meinen Armen schlafen Wälder ein, –
und ich bin selbst das Klingen über ihnen,
und mit dem Dunkel in den Violinen
verwandt durch all mein Dunkelsein.

Rainer Maria Rilke

Gegen die Zeit anschreiben. Gegen die Schwerkraft anhoffen. Gegen Schuldgefühle ankämpfen. Das Enkelkind. Das Buch. Seminare. Vorträge. Und das Dach. Dazwischen in die Öffentlichkeit hüpfen, unverkrampfte Zuversicht vermitteln und Frauen Mut machen. Skizzen mit lockerer Hand auf Overhead-Folien hinwerfen, die bildhaft überzeugen und frau befähigen sollen, Freiraum für sich zu beanspruchen, und sich selbst treu zu bleiben. Und während ich aufzeige, wie die verschüttete Zufahrt zum eigenen Ich freigeschippt wird, schneit es draußen ununterbrochen, und eine dicke Schneelast liegt auf meinem Dach.

Sich durchsetzen und Nein sagen sind meine Seminarthemen. Und ich weiß, wovon ich spreche. Mehrere Stunden halte ich dem Vorwurf stand, selbst dafür verantwortlich zu sein, ein Haus mit Mängeln gekauft zu haben. Schließlich gilt die Regel: Wie gesehen, so gekauft. Mit allem Drum und Dran. Auch wenn das Dach einstürzt. Da ist die Unterschrift, schwarz auf weiß. Der Kaufvertrag ist rechtsgültig. Der Vertreter der Versicherungsgesellschaft hatte es sich wohl einfacher vorgestellt. Mit einer Frau werde ich leicht fertig, hatte er sich wohl gedacht, oder vielleicht hatte er sogar damit gerechnet, mit einer älteren Frau ein besonders leichtes Spiel zu haben. Wäre ja doch gelacht! Ich aber rücke nicht von meiner Forderung ab: Die Behebung des Schadens geht zu seinen Lasten. Er will nicht, er sehe das nicht ein, sagt er überzeugt. Sie haben das Haus in diesem Zustand gekauft. Ich widerspreche: Nein, der Mangel war verdeckt, für mich unsichtbar. Über mehrere Stunden werfen wir uns Argumente an den Kopf und ich denke, das ist ein gutes Übungsfeld. Gegen Ende des Nachmittags gibt er nach, aber erst, als ich ihm eine strafrechtliche Klage in Aussicht stelle.

Ein zusätzlich verlorener Tag zwar, an dem ich nicht zu schreiben in der Lage bin. Und doch ein gewonnener Kampf, nach all den vielen Jahren ein kleiner Sieg. Es hat lange gedauert, bis es mir endlich gelang, überzeugt meine Meinung zu vertreten und sie mir nicht einfach ausreden zu lassen. In einem solchen Moment ist das Älterwerden beinahe ein köstliches Geschenk!

Seit ich wieder in der Schweiz bin, ist mein Leben etwas aus dem Ruder geraten. Allein die rechtliche Auseinandersetzung wegen des Dachs warf mich beinahe aus der Bahn. In solchen Situationen ist es unmöglich zu schreiben, es ist, wie wenn sich meine Konzentration auf eine andere Welt bezieht und sich strikt weigert, andere Gedanken zuzulassen. Die kreativen Musen meiden administrative Umtriebe wie der Teufel das Weihwasser. Inzwischen kenne ich die Voraussetzungen sehr genau, um schreiben zu können. Als ich jung war, dachte ich, die musischen Feen wählen einen Menschen aus, besuchen und küssen ihn, hauchen ihm spezielle Talente ein und dann fängt die Begabung an zu sprudeln. Dem ist nicht so. Ich habe gelernt, dass Musen eingeladen werden wollen, und wenn sie kommen, lieben sie es, wie ein Gast erwartet zu werden. Auch mögen sie es sehr, wenn wir sie regelmäßig und stets zu festen Zeiten empfangen. Ich schreibe immer morgens, die unsichtbaren Helfer und Helferinnen haben sich seit Jahren auf diese Zeit einstellt, sind dann auch pünktlich zur Stelle und haben sich längst an diesen regelmäßig sich wiederholenden Rhythmus gewöhnt. Bei Einigen kurven die Musen lebenslang in der Warteschlange, und während die Menschen ihre Unproduktivität bejammern, beklagen sich die Musen darüber, dass sie nie eine Landeerlaubnis erhalten.

Das Leben in Frankreich hat mir Vieles gegeben. Ich erfuhr Dinge über mich, die mir vorher fremd waren. Zwar hatte ich schon immer gewusst, dass für viele Menschen die Stille eine unentbehrliche Oase ist, um aufzutanken, sich zu regenerieren und wieder zu sich zu kommen, damit die Innenwelt zu blühen beginnt. Es war mir bis dahin nicht bekannt, dass ich ebenfalls zu dieser Spezies von Menschen gehöre, und so war es für mich etwas vom Aufregendsten, selbst zu erleben, was geschieht, wenn die Reize der Außenwelt veröden und sich zurückziehen: Je weniger außen geschah, desto lebendiger wurde es in meinem Inneren.

Der Tagesablauf wurde in meiner Schlossphase durch keinerlei Ablenkungsmanöver unterbrochen. Die einzigen Zerstreuungen erfolgten dann, wenn der Postbote kam und das Hunderudel bellend durch den Hof stob. Das war alles. Ich las sehr viel. Und ich schrieb sehr viel. Und – abgesehen von den anderen Ärgernissen – war es beinahe paradiesisch. Ich fühlte mich von den interessantesten Denkern und Denkerinnen begleitet und diskutierte im virtuellen Symposium über Gott und die Welt. Keine Unterbrechung im inneren Dialog. Die Abende aber immer ein Fest von ganz besonderer Art. Seit vielen Jahren sammele ich Audio-Vorträge von Menschen, die Interessantes zu sagen haben. Und nun hatte ich viel Zeit! An meinen langen Vortragsabenden hörte ich mir ganze Universitätsvorlesungen über Philosophie, Psychologie, Theologie und Literatur an, mausallein und überglücklich, während Felix sich in einer anderen Ecke des Hauses ebenfalls mit Dingen beschäftigte, die ihn interessierten. Noch vor einigen Jahren hätte ich mir ein derart ruhiges Leben nicht vorstellen können, nun aber, mit jedem Jahr, das ich älter werde, kann ich nicht genug davon bekommen. Im gemeinsamen, immens großen Bett trafen wir uns dann und erzählten, womit wir uns in den letzten Stunden auseinandergesetzt hatten. Im Sommer öffneten wir weit die großen Fensterflügel, der mondbeschienene Weiher glitzerte ins Zimmer hinein und die Frösche quakten vor vergnügter Liebeslust, was ich etwas wehmutsvoll verfolgte. Weißt Du noch, gab ich manchmal meine Gedanken preis, damals, als wir noch jung und leidenschaftlich waren? Ja schon, tröstete Felix, aber es hat doch auch was Schönes, wenn einem der Trieb nicht ständig im Nacken sitzt und einen in die Knie zwingt. Er hat gut reden, denke ich. Das Thema Älterwerden ist für ihn vorerst eine theoretische Angelegenheit, mich aber hat es bereits erwischt. Nicht immer, aber oft nach einem solchen Gespräch schliefen wir dann trotzdem friedlich ein. Wenn ich nachts aber aufwachte und darüber nachdachte, saß mir das Gespenst des Alters wieder im Nacken. Manchmal aber geschah es, dass mich ein anderer Schreck erstarren ließ, wenn Fledermäuse dicht über meinem Kopf ihre Runden drehten.

Wenn Freunde zu Besuch kamen, war es klar, dass wir uns mit bestimmten Themen beschäftigten, einander vorlasen und diskutierten, begleitet vom Geräusch der dicken Eichenbalken, die behaglich im offenen Kamin vor sich hin knisterten. An zeitlosen Abenden in Gespräche versunken, bis tief in die Nacht hinein, oder bis irgendwann der Morgen gelassen an die Fenster klopfte. Die Glocken der kleinen Dorfkirche waren schon seit Jahren defekt und deshalb verstummt, was gelegentlich dazu führte, dass hinter der unbeschreiblichen Seligkeit unerwartet eine leise Befürchtung vorüber huschte, irgendwo im Zeitlosen verloren zu sein. Und immer, wenn ich etwas ins Hadern gerate und gequält frage, weshalb der Mensch denn älter werden muss, hole ich dieses Gefühl aus der Erinnerung und weiß dann, dass ich vorwärts schreiten will. In diesem Raum. In dieser Zeit. Und dass es gut ist zu wissen: Irgendwann findet alles ein Ende.

Das nach außen ruhige, unspektakuläre Leben wurde leider mehr, als mir lieb war, aufgebrochen. Veranstaltungen, Seminare, Talks, Vortragstourneen. Auf Tournee gehen heißt auf sein Leben verzichten. Ich zählte bang die Tage davor, wie vor einer lebensgefährlichen Operation, wollte noch jede Stunde auskosten und konnte einfach nicht genug von diesem Leben bekommen. Den ganzen Reichtum einer inneren Fülle, die wie weit ausgespannte Flügel meine Interessen absteckte, zusammenfalten auf die Größe einer Streichholzschachtel. Dann mich dazu aufraffen, die Sachen für die Reise zusammenzusuchen, freiwillig das Paradies zu verlassen und gegen die Hölle auszutauschen. Immer unterwegs. Heimatlos. Einpacken, auspacken, wenn ich Pech hatte, in ungastlichen Hotels, neue Menschen, Termine, viele eilige Gespräche, viele hektisch hingeworfenen Fragen, die mit keiner Antwort gestillt werden konnten. Immer wieder den Koffer packen und aufbrechen. Die vielen Abschiede von Felix. Immer wieder neu. Je mehr Erfahrung, um so ungeübter darin. Je älter ich werde, umso schwerer das Loslassen. Der Schmerz, sich von all den Dingen zu trennen, die einem lieb sind, fährt jedesmal intensiver und grauenvoller ein, Felix, die Hunde, das Haus, meine Bücher, meine privaten Vortragsabende, unsere Spaziergänge entlang dem Fluss, das vertraute Kratzen hinter dem Ohr beim Aufwachen, der Mief der zigtausend Zigaretten, der sich überall eingenistet hat – auch im Bett, die herum liegenden stinkenden Herrensocken, keiner, der mich ermahnt, du hast schon wieder, wann würdest du endlich, du musst halt mal nachdenken, du machst es dir grundsätzlich zu einfach. Das alles fehlt mir. Ein Schnitt durch mein Leben. Ein letzter Kaffee, eine letzte selbstschützende flüchtige Umarmung, um keine Sentimentalität aufkommen zu lassen, also machs gut, vergiss nicht, wenns regnet, in meinem Arbeitszimmer die Läden zu schließen, hole die Sachen aus der chemischen Reinigung. Anschließend setzte ich mich in mein Auto, das mich wie ein Panzer vor der Welt schützt, Motor anwerfen, Felix öffnet das große Eisentor und tritt auf die Straße, winkt, ich auch. Und er wird immer kleiner im Rückspiegel, bis er ganz verschwindet.

Der Abschiedsschmerz pflügt sich mit jedem Mal etwas tiefer in meine Seele, erstarrt und wie im Schlaf fahre ich den gewohnten Weg, nehme Abkürzungen, von Felix ausgeheckt, durch verschiedene Wälder, die vor allem nachts von Wildschweinen nur so wimmeln, bis ich auf der Rue Nationale angekommen bin. Und in diesem Moment werfe ich den Kummer ab, trete aufs Gaspedal und mache es – zu meiner Schande sei es gesagt – wie jugendliche Raser: Jedes langsam fahrende Auto wird sofort und gelegentlich wagemutig überholt. Ein verzweifeltes Spiel, den Gram zu verscheuchen; ein Versuch, im Rausch der Geschwindigkeit den pochenden Trennungsschmerz zu überdecken.

Bin ich dann endlich auf der Autobahn, habe ich beinahe zu mir zurückgefunden und werfe meine ersten Audiokassetten ein. Nein, keine philosophischen Vorträge, sondern Seminare über Wirtschaft, Management und Führungsstile. Auf diese Weise lernte ich etwas und verscheuchte gleichzeitig die Qual des Abschieds. Und oft kam es vor, dass plötzlich in mir eine unbeschreibliche Gestaltungsfreude erwachte, ein kaum zu bändigendes Interesse, Neues zu erkunden und auszuprobieren. Und mit diesem Gefühl war ich wieder mitten im Leben.

Ich hatte immer gehofft, dass sich mit dem Älterwerden auch allmählich eine Art Gelassenheit einstellt, eine gewisse Abgeklärtheit, dass sich die vielen Erfahrungen zu einem einzigen unerschütterlichen Bollwerk von Zuversicht zusammenballen. Aber dies trifft nur bedingt zu. Wenn der Computer abstürzt, ist ein Nervenzusammenbruch nicht mehr fern, obwohl ich weiß, dass Felix alles wieder hervorzaubert, was auf geheimnisvolle Weise verschwunden schien, selbstverständlich aber erst, nachdem er mich wegen meiner Dummheit gehörig zusammengestaucht hat. Und dass es eben ein Kreuz sei, mit solchen Leuten wie mit mir, die vom Computer nicht die geringste Ahnung haben und darauf herum schrubben, als ob es sich um ein Waschbrett handle. Hat denn nicht alles seine Zeit? Zeigt sich vielleicht gerade auch im selbstsicheren Umgang mit der Informatik unser Altersunterschied?

Eigentlich hatte ich mit der Baufirma geplant, dass das Dach noch im November saniert wird. Nun sollte ich eiligst das ganze Arbeitszimmer zusammenpacken und ins Wohnzimmer transportieren, dort wieder notdürftig aufbauen, damit ich vor allem jene Dinge finde, die ich für den Berufs-Alltag brauche. Ich will nicht, alles weigert sich. Jetzt noch vor Weihnachten dieser Stress. Was ist, wenn sich die Bauarbeiten in die Länge ziehen. Dieses Jahr will ich doch Weihnachten feiern. Jetzt, wo meine zauberhafte Enkelin da ist, will ich ihr die vielen Lichtlein am Baum zeigen und wieder meinen Gurken- und Kartoffelsalat machen mit den Würstchen. Wie soll das gehen, wenn mein ganzes Büro im Wohnzimmer steht?

Der Bauunternehmer fegt mir meine Bedenken von der besorgten Stirn. Also willige ich schweren Herzens in sein Vorhaben ein. Zwei Tage vor Weihnachten ist das Dach saniert und ich sitze tatsächlich im Kreise meiner Lieben in meinem Samtrock, der um die Taille von Jahr zu Jahr enger wird und nur noch mit einem zeltförmigen Oberteil zu retten ist, vor dem Christbaum.

Am zweiten Weihnachtstag verfinstert sich nachmittags plötzlich der Himmel, Gartenstühle, die wir vergessen hatten wegzuräumen, wirbeln wie Papierfetzen durch die Luft, schwere Blumentöpfe zerschmettern, Bäume samt Wurzeln reißt es aus der Erde, im Kamin heult der Wind wie ein verwundetes Tier. Der Sturm Lothar wütet. Ich habe etwas Derartiges noch nie erlebt. Das Dach, von unten mit dicken Balken abgestützt, hält. Nicht auszudenken, was geschehen wäre. Im letzten Moment.

Ich halte nichts von Wundern, die sich irgendwie zufällig ereignen, von unsichtbarer Hand ausgeführt. Mit zunehmendem Alter bin ich immer stärker davon überzeugt, dass wir eine klügere Instanz in uns tragen, als die mit dem Verstand steuerbare. Und manchmal greift sie ein, veranlasst uns, etwas zu tun oder zu unterlassen, und hinterher stellen wir fest, dass uns das vor schrecklichen Katastrophen bewahrte.

IX

Die Stunde der Wahrheit

> Viele erfolgreiche Männer haben keinerlei sichtbare Qualifikationen außer der, keine Frau zu sein.
>
> *Virginia Woolf*

Obwohl ich bereits seit einem Jahr wieder in der Schweiz bin, fand ich bislang noch keine Zeit, mich mit meinen alten Bekannten zu treffen. Das Manuskript, die Seminare und das Dach hielten mich in Atem. Jetzt aber ist alles erledigt. Mehr noch, das Haus steht wie ein Fels in der Brandung und hat die erste Nagelprobe bestens bestanden. Nun kann ich mir erlauben, die alten und bewährten Kontakte allmählich wieder aufleben zu lassen. Ich werde mit Fragen überhäuft: Weshalb hast Du Frankreich verlassen, wann bist Du zurückgekommen, wie lange bist Du schon wieder hier? Seit mehr als einem Jahr, antworte ich, aber eigentlich bin ich erst seit einigen Tagen wirklich angekommen. Auf die Frage, warum ich wieder in die Schweiz zurückgekehrt bin, antworte ich unterschiedlich, je nach dem, was mir gerade einfällt.

Alle sind sichtlich gealtert und ich bin richtig erschüttert. Wenn es uns bis fünfzig noch gelingen mag, die Jährchen, die wir auf dem Buckel tragen, zu überspielen, so will es uns mit fortschreitendem Älterwerden nicht mehr gelingen. Abgesehen von unseren Gesichtsfalten werden wir auch etwas kleiner, der Rücken wird etwas runder und die Bewegungen verlieren allmählich ihren Schwung. Ich überspiele meine Verunsicherung und ich sage: Weißt Du noch, damals, früher, einst, als wir ... Das war eine tolle Sache! Beim Anblick einer einstigen Studienkollegin packt mich das blanke Entsetzen: So also ist das. Nach jedem Treffen stelle ich mich vor den Spiegel, ratlos und wütend und suche nach den verräterischen Spuren, die jedes einst hübsche Antlitz zu einer traurigen Erinnerung werden lassen. Zudem sind beinahe alle meine weiblichen Bekannten rundlicher geworden, diejenigen, die immer schon Gewichtsprobleme hatten, haben noch mehr zugelegt, die anderen, die genetisch günstiger ausgestattet sind und die ich seit Jahren zutiefst beneidete, weil sie immer essen konnten, was sie wollten, haben sich nun ebenfalls definitiv von dieser privilegierten Position verabschieden müssen. Ja, selbst die einst gertenschlanke Sabine hat es erwischt. Nur Sandra ist noch dünner geworden. Ihr tiefdunkel solariumgebräuntes und völlig vertrocknetes Schildkrötengesicht lächelt mich an: Mir geht es super, blinzelt sie mir aus winzigen Äuglein entgegen. Und ich habe Mühe, es zu glauben.

Die Wiedersehen aber sind sehr herzlich, Umarmungen, dabei lachen wir uns Freundlichkeiten ins Ohr, du bist unverändert, ganz die alte, die Jahre sieht man dir überhaupt nicht an und so weiter. Wir wollen uns gegenseitig beruhigen, aber wir glauben uns kein Wort. Und das ist gut so. Hinterher folgt die Wahrhaftigkeit, eine Ehrlichkeit, wie ich sie seit Jahren unter Frauen kennengelernt habe, diese durch alle Lebensphasen geformten Schicksalsgemeinschaften. Zuerst sind da die quälenden Fragen in der Pubertät, dann folgen tröstende Worte nach dem ersten Verlassenwerden, der Gang in den Hades der Abtreibungen, von der Freundin begleitet, in deren Armen wir in der Nacht nach dem Eingriff schluchzend eingeschlafen sind, um gleich am nächsten Morgen Mut von ihr zugesprochen zu bekommen. Mit der Freundin werden alle Hoffnungen und Zweifel zukünftiger Partnerschaften besprochen, das Glück einer Geburt geteilt, die schwer zu verkraftenden Folgen einer Fehlgeburt verarbeitet. Sie hat immer ein offenes Ohr für den Dauerbrenner Beziehungsstress und schließlich überleben wir mit ihr den apokalyptischen Albtraum einer Scheidung. So wie viele Menschen in Drittweltländern nur mit Unterstützung von Hilfsorganisationen überleben, gelingt es uns, dank dem Beistand unserer Freundinnen, über die Runden zu kommen.

Die verschiedenen Etappen, die wir in einem weiblichen Lebenslauf zu überwinden haben, sind zwar individuell geprägt, typische Erfahrungen führen uns jedoch immer wieder mit anderen Frauen zusammen. Eine Hürde aber, die wir alle zu bewältigen haben, ist die Lebensmitte. In diesem Lebensabschnitt, in dem wir vielleicht zum ersten Mal das Gefühl haben, endlich selbst über uns zu bestimmen, klopft die Vergänglichkeit an die Tür. Wenn wir gerade dabei sind, Pläne zu schmieden und mit allem anderen rechnen, als den Wechseljahren zu begegnen, ereilt uns die Krönung weiblicher Verunsicherung. Spätestens mit den Wechseljahren wird uns klar, dass sich der Marktwert der Frauen im patriarchalisch organisierten Wertesystem nach der Nachfrage richtet. Im Nachhinein begreifen wir, dass die Wechseljahre mit einem Streifschuss vergleichbar sind, sie sind eine harmlose Ouvertüre, ein Auftakt für das dicke Ende, denn ab jetzt befinden sich unsere Aktien im Sinkflug. Wären die Freundinnen nicht für uns da, ihre tröstenden Worte, die warmherzigen Berührungen, das liebende Auge sowie der absolut unbeschreibliche Witz, den Frauen entwickeln, wenn sie bei sich selbst angekommen sind – es wäre zum Verzweifeln.

Für Frauen ist das Älterwerden in unserer Gesellschaft kein öffentliches Thema. Da wir in einem patriarchalen Kontext leben, sind die Bewertungskriterien ausschließlich aus männlicher Sicht definiert. Die Rückbesinnung auf uns selbst ist äußerst schwierig und kann leicht dazu führen, dass wir die Orientierung verlieren.

Die Frau wird auch noch im dritten Jahrtausend vorwiegend nach äußerlicher Attraktivität bewertet, und das heißt nach der Fähigkeit, den Mann erotisch zu stimulieren. Während es jedem durchschnittlich, ja selbst etwas unterdurchschnittlich begabten Mann durchaus möglich ist, überall Aufmerksamkeit, Anerkennung und Beachtung zu erlangen und entsprechend auch beruflich Karriere zu machen, ist dies für Frauen, selbst für hochbegabte und beruflich hervorragend qualifizierte, alles andere als selbstverständlich. Wir haben uns längst an das Mittelmaß männlicher Führungsköpfe in Politik, Wirtschaft, Wissenschaft und Kultur gewöhnt, so dass wir ihnen kritiklos zuhören und ihre Entscheidungen hinnehmen. Gelegentlich werfe ich in Gedanken den Protagonisten eine weibliche Perücke über und versuche mir vorzustellen, wie sie auf mich wirken. Der eine Minister setzt Fantasien dahin gehend in Gang, dass man sich ihn sehr gut als Leiterin eines stadtischen Altenheims vorstellen könnte, ein anderer wäre in der Rolle einer etwas gehemmten Gouvernante für afrikanische Diplomatenkinder in Deutschland gut vorstellbar, und nicht wenige erinnern an geschwätzige Nachbarinnen, die sich im nachmittäglichen Fernsehtalk weiterbilden. Eines aber ist klar: Als Frauen wäre die männliche Elite in dieser Position undenkbar – vor allem wenn man sie auch noch sprechen hört. Dies alles ist nur deshalb möglich, weil sie Männer sind.

Als ich mich kürzlich in einem großen Supermarkt mit einer Reklamation nicht von einer Instanz zur nächsten schieben lassen und direkt mit dem Chef sprechen wollte, staunte ich nicht wenig. Ich saß plötzlich einem Schulkollegen aus der sechsten Klasse gegenüber, den ich aber aus den Augen verlor, weil er sitzen blieb. Du hast es aber weit gebracht, sagte ich anerkennend, worauf er stolz erwiderte, ich habe mir eben gute Mitarbeiter ausgesucht. Du meinst wohl Mitarbeiterinnen, fügte ich korrigierend hinzu.

Es gehört zur natürlichsten Sache der Welt, dass Menschen Resonanz auf ihr eigenes Wesen erhalten wollen und viel dafür tun, um entsprechend Anerkennung zu erhalten. Dieses Bedürfnis ist bei Männern und bei Frauen gleichermaßen vorhanden. Deshalb ist es nicht verwunderlich, wenn Frauen mit den altbewährten weiblichen Methoden versuchen, sich über ihre äußerlichen Vorzüge in den Vordergrund zu stellen. Die meisten Frauen tragen es als tradierte Grundinformation in ihren Zellen, dass sich mit einer klug eingesetzten weiblichen List an der Macht nippen lässt. Wir sprechen ja auch von »den Waffen einer Frau« wie von einer festen Größe, und wir wissen alle, dass es sich dabei nicht um Kompetenzen handelt, die mit Intelligenz gleichgesetzt werden können. Während sich der Mann über Leistungsstrategien Machtbefugnisse erobert, drapiert sich frau verführerisch und hofft – natürlich unbewusst – dadurch eine hormonelle Irritation beim Mann auszulösen, der sie in der Folge erwählt und an seine sonnige Siegerseite emporzieht und damit ihren gesellschaftlichen Status erhöht. Dadurch wird die Frau aus dem Schatten der Bedeutungslosigkeit erlöst – wenigstens solange der Mann Freude an ihr zeigt. Für viele Frauen ist und bleibt es denn auch die einzige Möglichkeit, mit Hilfe solcher Strategien dem Gefühl zu entkommen, einem System völlig machtlos ausgeliefert zu sein.

Dass es Frauen – ausgenommen von einigen wenigen Ausnahmen – nicht möglich ist, auf Macht direkten Anspruch zu erheben und Zugang zu fordern, hat denn auch schwerwiegende Folgen für sie, die sich aber erst allmählich herauskristallisieren. Die weiblichen Verführungsstrategien anzuwenden, heißt, einem bestimmten weiblichen Rollenbild zu entsprechen, nämlich sich und die eigenen Fähigkeiten herunterzuspielen. Viele Männer beziehen ihr Selbstbewusstsein daraus, dass sie dem männlichen Geschlecht angehören und ihnen daher grundsätzlich eine Überlegenheit zugebilligt wird, die sie mit vielfältigen Privilegien ausstattet. Die meisten Männer konsumieren ihre Privilegien, die sie nur deshalb genießen, weil sie dem männlichen Geschlecht angehören, ohne zu reflektieren, und zeigen wenig Interesse daran, sich und ihre Position kritisch unter die Lupe zu nehmen. Frauen lernen früh, ihre Leistungen zu schmälern und sie anzuzweifeln. Es besteht eine ständige Bereitschaft der Frau zur Selbstverkleinerung, was ihre Leistungen und Fähigkeiten betrifft. Der Mann neigt eher dazu, sich und seine Fähigkeiten zu überschätzen, so sagte einst Simone de Beauvoir: »Männer sind zwar oft so jung, wie sich fühlen, aber niemals so bedeutend.« Im Gegenzug aber kompensieren Frauen die ihnen abgesprochenen Kompetenzen in narzisstischer Selbstgefälligkeit mit den Mitteln sexueller Reize. Das ist nichts weiter als eine logische Reaktion, sie rüsten auf, wollen gefallen, werfen sich in Pose, drapieren sich und fügen sich. Dank dieser Dienstbar keit findet jeder Mann ein reichhaltiges Angebot, um seine sexuellen Bedürfnisse zu stimulieren und zu befriedigen und vor allem sein Selbstwertgefühl zu konsolidieren. Die stumme weibliche Empörung über die erlittene Demütigung, nicht mit dem selben Maßstab gemessen, anerkannt und geachtet zu werden und ihren Fähigkeiten und ihrer Intelligenz entsprechend Ausdruck geben zu können, speichern Frauen als latente Aggression in ihrem Unterbewussten und richten sie, sobald sich eine passende Gelegenheit bietet, gegen den Mann. Wenn Frauen mit hoher Geschicklichkeit Männer um den Finger wickeln, sie nach allen Regeln der Kunst finanziell ausnehmen oder sie gar völlig ruinieren, ist dies Ausdruck dieser verdrängten Wut, die sich unverhohlen gegen den Mann richtet.

Wenn wir nun älter werden und sich unsere stumme Empörung nicht mehr über das Verführungsspiel narkotisieren lässt, geraten wir in eine innere Position, in der wir nur noch eines tun können: wahrhaftig werden. Und das heißt, die Dinge beim Namen zu nennen, auszusprechen, was wir denken, Geschlechterdifferenz in unserer Gesellschaft kritisch zu analysieren.

Frauen, die es wagen, Diskussionen über die patriarchale Männerdomäne zu führen, müssen damit rechnen, als aggressiv und deshalb als unweiblich abgestempelt zu werden. Für die derart bezeichneten Frauen heißt das, einem Frontalangriff auf ihr Selbstwertgefühl standzuhalten. Und für jene Frauen, die Zeuginnen davon werden, bedeutet es: Vorsicht, lehne dich nicht zu weit aus dem Fenster, sonst wirst auch du abgeschossen. Und genau hier liegt die Aufgabe von uns älteren Frauen! Schließlich haben wir uns längst aus dem Gefallenmüssen-Spiel verabschiedet, genießen beinahe so etwas wie Narrenfreiheit und können stellvertretend auch für jüngere Frauen sprechen, die ihr Selbstbewusstsein noch immer im Spiegel männlicher Beantwortung erhalten.

Obwohl es wenige Männer gibt, die begriffen haben, dass es darum geht, demokratische Verhältnisse auch zwischen den Geschlechtern zu schaffen, die auch sie von unsäglichen Rollenerwartungen befreien, tastet sich allmählich, besonders bei der jüngeren Generation, ein Umdenken vor. Junge Väter wollen mehr Zeit mit ihren Kindern verbringen und ahnen die innere Verkrüppelung, die ihnen blüht, wenn sie sich ausschließlich um ihre Karriere kümmern. Sie sind genau so wenig wie feministisch orientierte Frauen dazu bereit, sich selbst zu verraten, sich aufzugeben und ein Leben ohne Privatheit zu führen.

Aber leider gibt es immer noch viel zu wenige Männer, die in der Lage sind, einen Diskurs mit Frauen zu führen, die offen ihre Kritik über die männliche Vorherrschaft äußern. Vor allem bei den älteren ist die Angst groß, es könnten sich neue Erkenntnisse durchsetzen und alte Ordnungen mit den männlich zentrierten Privilegien aufheben. Es ist höchst interessant zu beobachten, in welchen Kostümen sich die Angst der Männer verbirgt, wenn es zu Diskussionen über die Emanzipation der Frau kommt.

Da ist einmal der Wolf, der Kreide gefressen hat. Vordergründig ist er kooperativ, er gibt sich den Frauen gegenüber aufgeschlossen, spielt aber die Anliegen der Frau beinahe unmerklich herunter und überhört konsequent ihre Forderungen. Er weicht aus, plaudert plötzlich von seiner Frau, die zu Hause eigentlich die Hosen anhabe und sage wo es langgeht, er faselt von seiner emanzipierten Tochter, die studiert und weiß, was sie will. Er weicht der Problematik aus, indem er verharmlost. Kommt es aber zu Entscheidungen, die er zu fällen hat, dann entpuppt er sich als knallharter Vertreter des Patriarchats. Dahinter steckt die verdrängte Angst, den Fakten ins Gesicht schauen zu müssen, er befürchtet, seine Privilegien schwimmen davon, die er schließlich nur deshalb genießt, weil er dem männlichen Geschlecht angehört.

Der Passiv-Blockierer ignoriert Fakten, verwässert Untersuchungen, zweifelt Statistiken und Untersuchungen unverhohlen an. Er gehört zum Ausbremser-Typ, der auch kleinste Veränderungen verunmöglicht und sich nie leidenschaftlich einsetzt. Er bindet seine Angst vor Veränderung im Theoretisieren: Solange er redet, muss er nicht handeln.

Der Aggressive nach dem Modell Rambo greift an, verteidigt seine Vorrechte, es wäre ja gelacht, wenn nun plötzlich Frauen nicht mehr für all das zur Verfügung stünden, was Männer zur Befriedigung ihrer Wünsche wollen. Die etwas intelligenteren, was aber bei diesem Genre nicht allzu häufig vorkommt, bemühen die Biologie und wollen damit begründen, dass sich die Frau auf Grund ihrer biologischen Situation zu unterwerfen habe. Die Frau gehört ins Haus. Basta. Bei diesem Mann zeigt sich die Angst vor der Macht der Frau am deutlichsten! Es scheint beinahe so, als ob ein warnender Appell, wie ihn der hochgeachtete römische Politiker M. Porcius Cato, geb. 243 v. Chr., an seine Geschlechtsgenossen richtete, noch immer seine Wirkung hat: »... sobald uns die Frauen gleichgestellt sind, sind sie uns überlegen!«

Wenn wir jung sind, sehen viele Frauen keine andere Möglichkeit, als sich irgendwie mit den sich stets wiederholenden Entwertungen zu arrangieren: Ich gefalle, also bin ich. Dieser Tauschhandel wirkt in jungen Jahren zunächst wie eine Betäubung, um die Kränkungen und Demütigungen auszuhalten, die damit verbunden sind, geistige Fähigkeiten nicht vollumfänglich umsetzen zu können. Haben wir uns aber erst einmal daran gewöhnt mittels erotischer Reize zu punkten, ist es mit einer Sucht vergleichbar, die nur unter allergrößter Anstrengung überwunden werden kann. Die Bedrohung, ihre Attraktivität allmählich zu verlieren, verfolgt viele Frauen bereits ab dem vierzigsten Lebensjahr auf Schritt und Tritt. Wenn sich Frauen vor der Lebensmitte noch einigermaßen durch die zahlreichen Fallen zu tricksen vermochten, so wird es mit dem zunehmenden Älterwerden schwieriger. Die alten weiblichen Listen und Strategien funktionieren im männlichen Jahrmarkt der Erregungen nicht mehr. Die »Waffen der Frau« sind allmählich stumpf geworden, die Trefferquote sinkt. Und mit jedem Jahr, das wir älter werden, nimmt die Angst zu. Haben wir den fünfzigsten Geburtstag hinter uns gebracht und es noch immer nicht geschafft, uns vertrauenvoll auf den Prozess des Älterwerdens einzulassen, ist die Gefahr groß, in der Sackgasse der Schönheitschirurgie zu landen. Viele schlagen dann wie Ertrinkende um sich und sind bereit, alles nur Erdenkliche gegen das Älterwerden zu unternehmen. Man bedenke nur, was Frauen an Strapazen, Schmerzen und finanziellem Aufwand für operative Eingriffe bereitwillig auf sich nehmen, die ihnen das Gefühl geben, in ihrem Aussehen fünf Jahre jünger zu erscheinen. Hat die Frau es bis dahin nicht geschafft, ihre Identität über ihr Können, ihre Fähigkeiten und Kompetenzen zu definieren, bleibt sie auf der Strecke – oder aber sie hat begriffen, dass es höchste Zeit ist, sich auf sich selbst zurück zu besinnen.

Wir leben in Beziehungsnetzen, in freundschaftlichen, kollegialen und in partnerschaftlichen Verbindungen. Eine der größten Kränkungen für älter werdende Frauen besteht darin, dass der gleichaltrige Partner sich von ihr und damit auch von ihrer Altersgruppe abkoppelt, sich entsolidarisiert und sich einer jüngeren bis ganz jungen Frau zuwendet. Frauen, die derartiges erleben, sind fassungslos, tief schockiert und traumatisiert und benötigen oft eine lange Zeit, um sich einigermaßen von dieser Tragödie zu erholen.

Die Kränkung der Entsolidarisierung schlägt auch dann zu, wenn es sich nicht um den Partner, sondern um einen Freund, einen Kollegen oder guten Bekannten handelt.

Ich verabrede mich mit Ralf, einem alten Berufskollegen und sitze dann einen ganzen Abend lang mit ihm und seiner neuen, über zwanzig Jahre jüngeren Partnerin, einer ehemaligen Patientin von ihm, zusammen, die er gegen seine gleichaltrige Ehefrau Mascha ausgetauscht hat. Ich kannte Mascha ebenfalls, mit ihr hatte ich mich immer sehr gut verstanden. Und plötzlich quäle ich mich in einer Diskussion über die neuesten Hip-Hop-Gruppen, Urlaubsorte mit ausreichend Vergnügungsangeboten und die tollsten Cocktail-Bars ab. Dieser intelligente Mann ist nicht mehr wieder zu erkennen; er passt sich dem neuen Niveau nahtlos an, will mitreden und zeigen, wie jung, dynamisch und abenteuerlustig er ist. Und ich weiß mit absoluter Gewissheit: Von diesem einst geschätzten Kollegen muss ich mich verabschieden – und zwar schnell. Es gibt keine Zukunft für unsere Freundschaft. Er ist in eine andere Altersgruppe ausgewandert. Vor wenigen Wochen erhielt ich die Geburtsanzeige: Das neue Paar hat eine kleine Tochter bekommen. Wie müssen sich seine erwachsenen Töchter fühlen, besonders die eine, die eben selbst Mutter geworden ist und sich nun für ihren kleinen Sohn einen richtigen Großvater wünscht.

Während die Frau keine Wahl hat, sie muss sich mit dem Älterwerden auseinandersetzen, hat der Mann die Möglichkeit, sich aus seinem Lebenszyklus davonzuschleichen und sich in die jüngere Generation hineinzumogeln. Ein patriarchales Gesellschaftssystem beschert dem Mann das, was er will. Wenn er keine Lust hat oder einfach zu faul ist, seine Hausaufgaben zu machen und sich mit der höheren Mathematik des Älterwerdens zu beschäftigen, wird einfach kurzerhand der Lehrplan dahingehend umgestellt, dass er beim Dreisatz stehen bleibt. Die Dreierkonstellation ist denn auch bei verheirateten älteren Herren sehr gefragt. Nicht alle trennen sich einfach vom altbewährten Modell der Zweierbeziehung und von der Ehefrau, sondern sie schätzen es außerordentlich, die gewohnte häusliche, gut funktionierende Infrastruktur zu erhalten und gleichzeitig auch im Vergnügungspark der Jugendlichkeit herum zu balzen.

Ich weiß nicht, welches Verhalten für Frauen, die sich mit dieser Problematik auseinander zu setzen haben, das empfehlenswerteste ist. Wenn sich der Partner einer anderen, eventuell gar einer jüngeren Gespielin zuwendet, ist vor allem die Falle Konkurrenz zu vermeiden, besonders im Bereich Schönheit; ist doch dieser Wettstreit verloren, bevor er noch begonnen hat. Ich habe immer wieder Frauen erlebt, die sich hoffnungsvoll unters Messer eines Schönheitschirurgen legten, letztendlich aber dann doch allein zurückblieben. Falls wir so viel Gelassenheit aufbringen können, die Eskapaden als eine vorübergehende grippale Realtitätserkältung zu bewerten, könnten wir einfach für ein paar Wochen mit der besten Freundin verreisen. Hat uns aber der vergiftete Pfeil der Kränkung mitten ins Herz getroffen, gibt es nur eines: ohne großes Zögern das Geschoss wieder herausziehen und samt Mann aus dem Haus werfen. Die meisten Frauen haben eine große Begabung darin, den psychologischen und entwicklungsbedingten Gründen, die beim Mann zum Fehlverhalten führten, nachzuspüren und sich derart in die Biographie des Partners zu verstricken, dass sie sich dabei selbst vergessen. So erleiden wir gleich eine zweifache Untreue, einmal indem uns der Partner untreu wird, und einmal durch uns selbst, weil wir uns nicht um uns selbst kümmern. Hiltrud Schroeder, die Ex-Frau des deutschen Kanzlers, hat es uns vorgemacht. Als sie von seiner Affäre mit einer anderen Frau erfuhr, hat sie ihn kurzerhand vor die Türe gesetzt. Und sie ist dabei nicht schlecht gefahren, wie der weitere Verlauf ihrer Entwicklung eindrücklich dokumentiert.

Eine andere Strategie, mit einem Partner umzugehen, der stets jüngeren Frauen nachrennt, wählte Madame Pompadour, die sich immerhin rund zwanzig Jahre als die Geliebte König Ludwigs XV. hielt. Sie wusste nur zu gut, dass ihre Mätressen-Existenz am Hof davon abhing, ob der König sie weiterhin anziehend fand. Sie wurde bereits mit siebzehn Jahren am Hof eingeschleust und dem für weibliche Reize äußerst empfänglichen Ludwig zugeführt. Da Madame de Pompadour von ausnehmend zarter Konstitution war und oft von Krankheiten heimgesucht wurde, hatten diese früh Spuren auf Gesicht und Körper hinterlassen. Bereits mit zweiunddreißig Jahren – so ist den Berichten von Zeitgenossen zu entnehmen – verblühte ihre einst so strahlende Schönheit, sie magerte ab, ihr Teint wurde grau, und sie war nur noch ein Schatten ihrer selbst. Dennoch blieb sie bis zu ihrem Tod mit dreiundvierzig Jahren die Frau an seiner Seite, die Gefährtin, mit der er alle Staatsangelegenheiten besprach. Für die sexuellen Vergnügen des Königs richtete sie ein kleines Jagdhaus ein, in dem ihm junge Mädchen aus der Mittelschicht zugeführt wurden, denen man erzählte, es handle sich bei dem Herrn um einen ausländischen Aristokraten. Madame de Pompadour achtete darauf, dass die Mädchen immer wieder ausgewechselt wurden, so dass der König sich an keine von ihnen gewöhnen und sich etwa in eine verlieben konnte. Falls eine Gespielin schwanger wurde, kümmerte sich eine Kammerfrau von Madame de Pompadour darum, dass die Entbindung diskret vorgenommen wurde und die nötigen Formalitäten erfolgten, ohne Hinweis auf die königliche Vaterschaft.

Die Geschichte der Pompadour mutet zunächst etwas vorgestrig an, doch bei genauer Betrachtung zeigt sich durchaus eine Parallele zur heutigen Zeit. So haben sich plötzlich viele Ehefrauen mit der Tatsache abzufinden, dass der Partner außerhäusige Arrangements unterhält und nicht selten mit der Geliebten auch noch Nachwuchs zeugt. Einige Ehefrauen finden sich damit ab, wie einst Madame Mitterrand, die Gemahlin des ehemaligen französischen Staatspräsidenten, die mit einer beinahe unvorstellbaren Großzügigkeit ihre Nebenbuhlerin mitsamt Kind tolerierte. Ebenso geraten unzählige Frauen in die Rolle der Geliebten, die ebenfalls alles andere als komfortabel ist, lebt sie doch stets in der Hoffnung, dass der Liebhaber die Ehepartnerin zu ihren Gunsten verlässt. Oft wartet sie beinahe ein Leben lang umsonst.

Ohne historische Kenntnisse, mit welchen Situationen sich Frauen früher abzufinden hatten, werden wir heute kaum verstehen können, weshalb sich Frauen mit unzumutbaren Bedingungen arrangieren. Und beim Älterwerden zeigt sich diese weibliche Problematik noch unbarmherziger. Die weibliche Jugendlichkeit galt schon immer als Jungbrunnen, als dynamisches Lebenselexier für den älter werdenden Mann. Wundern wir uns also nicht darüber, wenn wir als älter werdende Frauen für diese Funktion nicht mehr favorisiert sind.

Wenn sich Frauen jüngere Partner wählen, dann steht nicht der Aspekt der Selbstverjüngung im Vordergrund, sondern die Möglichkeit, eine Beziehung nach demokratischen Regeln zu gestalten. Jüngere Männer, die sich auf ältere Frauen einlassen, haben kein Problem mit starken Frauen. Sie haben keine Angst davor, ihr Selbstbewusstsein zu verlieren, wenn sie die Frau nicht nach traditionellen Mustern dominieren können. Frauen mit jüngeren Partnern können deshalb ungestraft ihre Fähigkeiten zur Entfaltung bringen ohne zu befürchten, dass der Mann seine Identität verliert.

Das Studium der Mätressen-Wirtschaft im 17. und 18. Jahrhundert am französischen Hof sollte zur Pflichtlektüre für alle Frauen werden. Wer als Frau auf die Politik Einfluss nehmen, wer in der Öffentlichkeit Beachtung erzielen und in der Gesellschaft Bedeutung und Anerkennung erlangen wollte, hatte nur diese einzige Möglichkeit: mit außergewöhnlich verführerischen und vielversprechenden erotischen Reizen auffallen, um möglichst von einem der einflussreichen Männer auserwählt zu werden und an seiner Seite wenigstens für ein paar Jährchen an seinem Reichtum, Einfluss und Ansehen zu partizipieren.

Die Ausläufer dieser Bewusstseinslage zeigen sich in den von vielen jungen Mädchen noch immer heiß ersehnten und angestrebten Berufen wie Model, Schönheitskönigin oder TV-Moderatorin. Auch wer es schafft, Freundin von Dieter Bohlen oder anderen alternden Stars zu werden, hat bei dem Bedürfnis nach Anerkennung und Beachtung mehr Aussichten auf Erfolg als durch die Demonstration intelligenter Eigenleistungen. Die patriarchale Hirnwäsche schrubbt weiterhin in den alten Bewusstseins-Kanälen und erstickt gar manchen Impuls junger Frauen, die nur eines wollen: als intelligente, kritische Menschen wahrgenommen werden, die Anspruch haben auf jede Form der Partizipation.

Die Sexualität der Frau und ihre Ausbeutung hat Geschichte und sitzt sowohl Männern als auch Frauen wie ein Programm in Körper und Hirn. Wenn im dritten Jahrtausend noch immer Frauen auf das Erotik-Pferd setzen werden, handelt es sich um eine durch 4000 Jahre genetisch herangezüchtete Dienstbarkeit. Wie der einst wild lebende Wolf im Laufe der Jahrhunderte zum Haustier domestiziert wurde, so wurde der einst selbstbewussten und selbstsicheren Frau aus matrizentrierten Kulturen ihr Selbstwertgefühl allmählich zugrunde gerichtet und beinahe zerstört. Bis ihr schließlich nur noch die letzte weibliche Domäne blieb, sich sexuell stimulierend anzubieten, um die Demütigungen zu verdrängen und dem Gefühl zu entkommen, völlig bedeutungslos zu sein.

Nur in Krisensituationen, wenn ihnen vor Kränkungen beinahe der Atem aussetzt, wenn nichts mehr geht und sie sich in einer Sackgasse gefangen fühlen, erwacht die betäubte Urkraft in den Frauen und bricht durch sämtliche auferlegte und angelernte Rollen aus ihr heraus. Hinterher wundern sich die Frauen, weshalb sie nicht schon viel früher auf ihre Potentiale zurückgegriffen haben.

Oft aber sind sie von den überall lauernden Kränkungen derart gelähmt, dass es ihnen schwer fällt, sich auf sich selbst und ihre Kraft zurückzubesinnen. Wenn Frauen durch das Älterwerden die Erfahrung machen, dass ihre Handelsware Erotik nicht mehr interessiert, ist dies zweifellos sehr kränkend, könnte aber letztlich der Entwicklung außerordentlich förderlich sein. Je früher sie auf sich zurückgeworfen werden, um so besser. Eine Frau, welche die Lebensmitte überschritten hat und von ihrem Partner wegen einer anderen Frau verlassen wird, ist zutiefst verunsichert, ob es ihr gelingen wird, wieder einen Partner für sich zu interessieren. Die zunächst bösartig anmutende Formel, für eine Frau über vierzig sei die Wahrscheinlichkeit, von einem Tiger aufgefressen zu werden, größer, als wieder einen Mann zu finden, trifft tatsächlich zu.

Nach einer Untersuchung bleiben Männer, gleich welchen Alters, nach einer Scheidung höchstens sechs Wochen allein, während es für Frauen normal ist, dass sie oft über Jahre allein bleiben. Je älter sie sind, um so größer die Chance, dass sie den Rest ihres Lebens ohne Partner verbringen werden.

Die Kränkung ist perfekt. Da setzen Frauen ihre ganze Energie ein, um zu gefallen, und plötzlich können sie anstellen, was sie wollen, sie gefallen einfach nicht mehr. Für viele Frauen ist es auch so, dass sie eigentlich erst mit dem Eintreten in die Wechseljahre ihre eigene Sexualität entdecken. Trotz Pille und anderen Verhütungsmitteln, nun endlich keine Angst mehr vor einer Schwangerschaft haben, endlich sich freier fühlen, sich näher kommen, die eigenen Wünsche mehr wahrnehmen. Und dann ist der Partner weg. Während sich jeder Mann eine Sexpartnerin für eine Stunde buchen kann, ist das für Frauen äußerst problematisch. Inzwischen gibt es zwar Agenturen, die auch Männer an Frauen vermitteln, aber die Scham, sich diesen Dienst zu kaufen, ist für viele für Frauen schwer zu überwinden. Während kaum ein älterer Mann auch nur eine einzige Sekunde darauf verschwendet, zu überlegen, eine junge Frau könnte sich vor seinem Körper ekeln, befürchtet die ältere Frau, sie könnte auf den Mann abstoßend wirken. Allein den Gedanken erlebt sie bereits als eine derartige Demütigung, dass ihr sexuelles Begehren augenblicklich zu schwinden beginn und sie es vorzieht, auf einen körperlichen Kontakt zu verzichten. Nur wenige Frauen erlauben sich mit der größten Selbstverständlichkeit über diese Hemmschwelle zu schreiten, wie wenn sie auf einem Spaziergang unmerklich einen etwas größeren Schritt täten, um nicht eine Schnecke zu zertreten.

Der Blick, mit dem wir den Körper älterer Menschen beurteilen, fällt zugunsten des Mannes und zu Lasten der Frau aus. Er verherrlicht das Männliche und entwertet das Weibliche.

Die vielen Gespräche, die ich mit alten und neuen Bekannten und mit Seminarteilnehmerinnen führte, helfen mir, Weiblichkeit als etwas verstehen zu lernen, das sowohl biologisch definiert als auch sozial konstruiert wird.

Der Prozess des Älterwerdens fordert uns endgültig auf, uns mit diesen Zusammenhängen zu befassen. Und plötzlich entdecken wir aber auch, dass mit dem Reifungsprozess auch neue Freiheiten entstehen. Wer einmal nur von einem Hauch der Befreiung aus diesen Zwängen gestreift wurde, wird von einer neuen Sehnsucht erfasst: Freundschaft mit sich selbst zu schließen.

Wenn die Last des Gefallenmüssens, die ungeheuerliche Anstrengung wegfällt, einen Mann sexuell erregen zu wollen, wenn das eigene Wohlbefinden, die innere Unversehrtheit ins Zentrum unserer Aufmerksamkeit rückt, erhält das Leben plötzlich eine nie erahnte Dimension. Diese fühlt sich an wie eine Geburt ins wirkliche Leben, in dem endlich der gesamte Reichtum eines weiblichen Lebens zur vollen Entfaltung gelangt.

X

Stromaufwärts

Ich geh im Wind wie eine, die den Weg kennt. In meiner Tiefe Grund gehorche ich nur einem Schwingen, das mich vorwärts drängt.

Eleonora Duse

Ich habe längst begriffen, in welche Richtung ich gehen muss, damit ich dem Ziel näher komme. Der Weg führt nach innen. In die eigene Wahrhaftigkeit. Und ich weiß, dass mich nichts auf der Welt davon abbringen wird, diesen Weg zu gehen. Trotzdem kann es sein, dass mich Zweifel aus heiterem Himmel überfallen werden und alles, wovon ich vorher noch felsenfest überzeugt war, ist plötzlich verschwunden und vergessen, und ich torkle wie eine Betrunkene in einen Sonntagmorgen hinein und fege mit unkoordinierten Bewegungen die Porzellantassen vom festlich gedeckten Frühstückstisch zu Boden.

Ich bin zu einer Talkshow eingeladen. Obwohl ich diesbezüglich sehr wählerisch geworden bin, packt es mich immer wieder. Da kommt ein Anruf, wir laden Sie ein, hätten Sie Lust, wir würden uns freuen, das Thema ist äußerst spannend, Sie hätten sicher dazu viel zu sagen. Dieser Meinung bin ich meistens auch, und eh ich mich versehe, nagt mein Verstand bereits am Thema herum, wie ein Hund an einem hingeworfenen Knochen. Falls der Termin passt. Also gut. Später steigt allmählich die bange Frage wie feuchter Nebel auf, schiebt sich über das Thema und verdrängt die intellektuelle Herausforderung: Was ziehe ich denn überhaupt an? Obwohl ich weiß, dass ich nicht etwa eingeladen werde, weil ich über eine unwiderstehlich erotische Ausstrahlung verfüge, weil ich dermaßen attraktiv bin, dass sich bei jedem männlichen Zuschauer sofort sexuelles Begehren einstellt. Im Gegenteil, dieser Aspekt ist völlig unbedeutend, es kommt vor allem darauf an, was ich zu sagen habe. Dennoch packt mich das alte Muster »wenn ich gefalle, bin ich« wie ein Monster und würgt mir in meinem Hirn den Sauerstoff ab. In Sekundenschnelle werde ich bewusstlos und falle in den Pfuhl alter Strukturen, die sich in jeder Zelle eingenistet haben: Klar, ich habe nichts zum Anziehen. Obwohl die Schränke beinahe auseinander bersten. Doch ich bin davon überzeugt, dass ich in die meisten Outfits nicht mehr hineinpasse, und da ich die Waage aus psychohygienischen Gründen grundsätzlich nicht mehr besteige, gibt es keine objektiven Anhaltspunkte. Welche Kleidungsstücke auch immer ich wähle, es ist nicht gut. So, wie ich bin, bin ich nicht in Ordnung. Altbekannt. Altersunabhängig. Seit ich fünfzehn bin. Damals nur subjektiv empfunden. Untergewichtig und doch zu fett. Heute habe ich dagegen ein objektiv messbares Übergewicht, ausstaffiert mit einem sichtbaren Doppelkinn und all die anderen Dinge, die aus dem Ruder laufen. Für eine Diät reicht die Zeit nicht bis zur Sendung. Aber vielleicht könnte ich noch schnell etwas Überflüssiges wegschneiden lassen. Schließlich. Heutzutage keine große Angelegenheit mehr. Und immer mehr Frauen greifen zu diesem Segen modernster Schönheitschirurgie. Nur ich soll nicht. Weil ich blöd bin. Und stur wie die Grünen, die sich auf ihren Fahrrädern masochistisch durch den Regen quälen, anstatt mit dem Auto zu fahren. Zwanghaft wie Veganer. Keine Butter. Keine Milchprodukte. Keine Eier. Nichts. Als ob es einem einzigen Huhn besser ginge. Weshalb soll nicht auch ich das Leben genießen können! Ich könnte doch diese Errungenschaften mit dem Skalpell auch für mich nutzen!

Weshalb bin ich eigentlich so lebensfeindlich eingestellt! Wenn es denn wirklich so gesundheitsschädigend ist, dann würden doch viel mehr Frauen davon berichten. Und so gerate ich mit meinen eigenen Argumentationen immer tiefer in die Ausweglosigkeit.

Die langjährige Gehirnwäsche hat bei uns Frauen tiefe Denkspuren hinterlassen, die wie eine gefrorene Rille auf vereisten Straßen die Fahrrichtung bestimmen. Am Ende dieses Weges steht die Selbstverachtung. Das tiefe und grundsätzliche Missfallen an sich selbst endet im tiefsten Untergeschoss der Selbstentwürdigung. Hier lagern verstaubte Flaschen, gefüllt mit abgesaugtem Fett, und in der Waschküche hängen herausgeschnittene Hautfetzen an der Wäscheleine. Wenn sich der Sinn des Lebens auf ein derartiges Horror-Szenario zuspitzt und uns das pure Entsetzen wie ein Blitz durchzuckt, kann es geschehen, dass durch den Schmerz die Wut mit ausreichend Sauerstoff versorgt wird und sich zumindest mit kleinen Explosionen zu Wort meldet. Manchmal braucht es bis dahin einige Wiederholungen, aber jeder Moment, der uns aus der Verdämmerung herausreißt, verstärkt die Schubkraft, die benötigt wird, um der über Jahre verdrängten Empörung den Weg zu bereiten. Und irgendwann, wenn das Mass voll ist, schleudert es uns aus dem Gefängnis der zensierten Entwertung heraus und dort hin zurück, wo wir schließlich unsere eigenen Wertmaßstäbe wieder finden: in uns selbst.

Den Selbstentwertungs-Attacken begegnen wir überall und sie begleiten uns zuverlässig durch alle Lebensphasen. Es gibt Gefühle, die überdauern die Jahre unbeschadet und sind gegen jede gedankliche Bearbeitung ziemlich wetterfest.

Ich stehe in einer Boutique – was zwar nicht mehr allzu oft vorkommt – und wühle mich wie eine Süchtige durch die Vielfalt des aufgehängten Angebots und suche nach etwas, was ich nicht einmal genau benennen kann. Ich zwänge mich in die engen Kleidungsstücke und habe nur noch ein einziges Problem: die Pfunde. Ich denke, ich wäre der glücklichste Mensch auf der Welt, wenn ich nicht von diesen verhassten Fettwülsten umgeben wäre. Was könnte ich dagegen tun, ab morgen wird wieder eine Diät gemacht, ich habe mich gehen lassen und bin daher auch selber schuld. Der Blick in den Spiegel vermasselt mir den ganzen Tag. Perspektivenwechsel. Bewertung von außen – und das gute Gefühl ist im Eimer. Hatte ich mich kurz vor dem Boutiquebesuch durchaus wohl gefühlt und schlenderte behenden Schrittes durch die Straßen der Altstadt, ist von diesem Schwung nichts mehr übrig geblieben. Ich begutachte mich mit fremdem Blick, durch die patriarchale Stimulansbrille und falle durch die strenge Bewertungsskala: Nein, nach dir bellt kein Schwein.

Der größte Kampf besteht nun darin, sich an die eigenen Werte zu erinnern. Mitten in einer viel zu engen Umkleidekabine soll ich mich nicht davon abbringen lassen, mein Wohlbefinden von innen her zu definieren. Gut, wenn es gelänge, dann würden wir nicht eine Sekunde daran denken, uns wie gequälte Würmer zu verrenken, um uns in eine Wursthaut hinein zu robben. Wir würden es als derart entwürdigend empfinden, dass wir schreiend die Kabinenvorhänge herunterreißen und schnellstens an die frische Luft fliehen würden. Auch wären wir nicht mehr bereit, ab Größe 42 einen Aufpreis zu bezahlen. Wir hätten das Spiel längst durchschaut. Nur weil ein Kleidungsstück zwei Zentimenter mehr Stoff benötigt, kann es nicht gleich 10 Euro teurer sein – selbst wenn es sich um ein ausgesprochen kostbares Gewebe handelt und der Meter 50 Euro kostet. Diese Preisstaffelung ist eine psychologisch ausgeheckte Strategie, welche die Not Übergewichtiger schamlos ausnützt. Frauen mit Gewichtsproblemen sind bereit, ohne mit der Wimper zu zucken, ja beinahe beschwingt einen Aufpreis gleich welcher Höhe zu bezahlen. Aus purer

Dankbarkeit. Erleichtert darüber, doch noch, nach all der endlosen, quälenden Sucherei etwas Vernünftiges gefunden zu haben. Auch dabei zu sein. Aus dem Sortiment für Normalgewichtige zu wählen und – zu finden. Dazu zu gehören. Dem Ghetto der unförmigen, zeltweiten und unsäglich hässlichen urgroßmuttergeblümten Modelle entronnen zu sein. Wenigstens für heute. Für diesen Augenblick. Das bringt die Glückshormone so richtig in Schwung und hält solange an, bis der nächste Schlag folgt. Die vielen Kränkungen, denen Frauen mit Übergewicht ausgesetzt sind, haben sie zwar ziemlich imprägniert und gegen seelische Verletzungen gepanzert, aber manchmal erstickt das freundliche Lächeln dann doch, wenn sie sich darum bemühen, einen mitleidsvollen Blick oder gar eine Bemerkung einer superschlanken Verkäuferin mit links wegzustecken. Aber jede Verkaufskraft sollte wenigstens wissen, dass sie ihre Lohnerhöhung vor allem einer kalten Gewinnsteigerung zu verdanken hat, ohne jegliche zusätzliche Leistung zu erbringen, und statt Übergewichtige wie Debile zu behandeln, sollten sie diese Frauen wie Prinzessinnen durchs Sortiment tragen.

Fast noch schlimmer ist der Besuch beim Friseur. Er wird nur noch von einer schmerzhaften Zahnbehandlung übertroffen. Obwohl die Menschen, die sich beruflich um meine Haare kümmern, immer sehr freundlich sind, bin ich hinterher maßlos wütend auf sie. Ich fühle mich verschandelt, mutwillig der Hässlichkeit preisgegeben. Sie folgen zwar stets meinen Anweisungen und berücksichtigen meine Wünsche, aber das Resultat ist in der Regel verheerend. Es ist schon eine Strapaze besonderer Art, eine geschlagene Stunde – unter Umständen noch länger – sich selbst gegenüber zu sitzen und ins eigene Antlitz zu starren, dem prüfenden, unbarmherzigen eigenen Blick ausgesetzt. Wir blättern verzweifelt in Frauenillustrierten herum. Und das ist wahrlich kein Vergnügen.

Lesen wir, was da geboten wird, bleibt der Geist auf der Strecke und die Seele fängt an zu hungern. Schauen wir aber die Bilder an, fühlen wir uns wie die uralten Bäuerinnen aus dem Kaukasus. Nach einer im Jahr 1995 durchgeführten Untersuchung fühlen sich 70 Prozent aller Frauen hässlich, nachdem sie in einer Frauenzeitschrift geblättert haben.

Die größte Schwierigkeit im Älterwerden besteht darin, im ständigen Wechselbad zwischen Erkenntnis und Bewusstlosigkeit nicht völlig die Orientierung zu verlieren. So werden wir hin und her geworfen zwischen einer ganz klaren Ausrichtung auf die eigenen inneren Werte und dem Eintauchen in alte Muster, die wie ein aufgewühltes, tosendes Meer den Verstand überschwemmen und uns zu unüberlegten Handlungen hinreißen lassen. Dabei steigen nagende Zweifel auf. Soll das noch normal sein?

Und manchmal weiß ich die Antwort: Ja, dieser Zustand ist normal. Dann folgen Momente großer Erleichterung und die Gefahr ist gebannt, dass ich mich auch noch selbst mit meinen Verhaltensweisen verurteile. Ich kann erkennen, dass ich durchaus dem Kontext entsprechend reagiere und es eine große Achtsamkeit erfordert, nicht in den Strudel der gesellschaftsbedingten Entwertungen hinein zu geraten. Wenn es mir gelingt, mich an diese Zusammenhänge zu erinnern, sehe ich auch die großen Vorteile, die das Älterwerden mit sich bringt. Ich stelle erfreut fest: Während ich in jungen Jahren nicht genug davon bekommen konnte, von einer Boutique in die nächste zu rennen, darin herumzuschnüffeln und möglichst oft zum Friseur zu eilen, bilden sich diese Bedürfnisse von selbst zurück. Morgengabe des Älterwerdens! Als junge Frau lebte ich ohne Unterbrechung mit einem fremden Blick, einer fremden Optik, als wäre ich einer andauernden Kontrolle ausgesetzt. Und dabei kam ich mir soweit abhanden, dass ich nicht mehr wahrnehmen konnte, wie es mir tatsächlich geht und wie ich mich fühle. Meine Identität beruhte ausschließlich darauf, welche Resonanz ich aufgrund meiner äußeren Attraktivitätsmerkmale zu erzielen in der Lage war. Die Konfrontation des eigenen Antlitzes im Boutiquen- und Friseurspiegel war einer permanenten Folter vergleichbar: atemloses Verhungern, verkrampftes Baucheinziehen, pausenlos nach einem großen namenlosen Ziel hecheln, das ich sowieso nie erreichen konnte.

Heute gibt es zwischendurch wunderbare Erholungsphasen, Oasen, in denen ich weit davon entfernt bin, mich selber nach tradierten Bewertungskriterien abzukanzeln. Und dann empfinde ich mir gegenüber so etwas wie Freundschaft und eine tiefe Zufriedenheit. Es sind erste Vorboten, die mich das Glück, älter zu werden, erahnen lassen.

Wenn ich mir Fotos aus früheren Zeiten anschaue, bin ich schockiert, wenn ich bedenke, was ich mir mit meiner damaligen Selbstentwertung angetan hatte. Wie konnte ich mich nur in dieser Form selbst verachten! Wird es mir, wenn ich mir mit neunzig Fotos von heute betrachte, ebenso ergehen? Ich hoffe nicht. Möglicherweise gelingt es mir, das Steuer der Selbstverachtung noch rechtzeitig herumzureißen, und ich glaube, ich bin gerade dabei, dies zu tun.

Im letzten Sommer, der mich vor Hitze beinahe gelähmt hätte, wenn ich nicht im Zweistunden-Takt in den Pool gesprungen wäre, habe ich mir kurz entschlossen die Haare selbst geschnitten: Ratsch! Und weg waren sie. Die kurzen Haare stehen Dir gut, meinte Felix, vor allem im nassen Zustand. Beinahe wäre es ihm gelungen, mich wieder zu beunruhigen. Gerade konnte ich den Film noch anhalten und den Text, den ich ängstlich stammeln wollte – und was ist, wenn die Haare trocken sind? – streichen und für immer vergessen. Wie wäre es, wenn ich mich einfach von diesem wunderbaren Gefühl berauschen ließe, aus dem Wasser zu steigen, mich wie ein Hund zu schütteln und mich herzlich darüber zu freuen, weil es sich so verdammt gut und so wunderbar leicht und unkompliziert anfühlt? Die Angst, nicht zu gefallen, könnte ich einfach zum Teufel jagen, ersäufen oder auf den Mond schießen! Ich könnte sagen, leckt mich doch alle am Arsch, Felix hin, Felix her, es kommt ohnehin, wie es kommen muss, ob mit nassen oder furztrockenem Haar, ob mit kurzem oder langem, und wem das nicht gefällt, der soll einfach wegschauen. Ich bin nicht auf der Welt, um zu gefallen, sondern um mich mit mir gut zu stellen.

Ich will mir mein Leben nicht mehr selbst vermasseln: Heute habe ich beschlossen, Schluss zu machen mit den pissblonden Strähnen. Ich werde älter. Die Haare werden grau. So ist es.

Die Sehnsucht nach einem fürsorglichen Umgang mit mir selbst wächst. Meine Freundinnen begleiten mich wie gute Anwältinnen, die für mein Wohlbefinden eintreten. Wir rücken dichter zusammen, kommen uns noch näher, als wir es eh schon waren. Älterwerden ist keine Krankheit, sondern ein Heilsweg, der uns die letzten Schweißperlen abfordert. Olivia, eine erfolgreiche Boutiquenbesitzerin, schützt mich vor dem selbstzerstörerischen fremden Blick. Sie sucht Kleidungsstücke für mich heraus und wacht über meine Selbstachtung. Ihr wohlwollender Blick heilt mich, mildert meinen stiefmütterlichen eigenen. Nein, sie heuchelt mir nichts vor, sie hat nur eines im Auge: meine Würde zu schützen.

Schriftsteller-Freundinnen, selbst in vielen Talkshows als Gast geübt, leihen mir ihr liebendes Auge, wenn es um die Beurteilung eines Auftritts geht. Ich schaue mich dann durch ihre mir durch und durch wohlgesonnenen Brille an, bade in ihrem freundschaftlichen Blick, in der Gewissheit, nichts falsch machen zu können, weil alles gut ist. So lerne ich, sanfter, weniger zynisch mit mir umzugehen. Wir beginnen neue

Qualitäten für unser Miteinander zu entwickeln, wir wachsen miteinander in diese Lebensphase der älteren Frau hinein und achten darauf, dass sich keine von uns in lächerlichen und peinlichen Nebenwegen verläuft. Dabei ist der Fokus stets auf das eigene Wohlbefinden gerichtet. Wir fragen uns, wie fühlt es sich an, und wir verabschieden uns von der Besorgnis, ob wir auch äußerlich eine perfekte Hülle sind.

Um sich mit der körperlichen Veränderung anzufreunden, ist es von unschätzbarer Hilfe, wenn wir mit anderen Frauen sprechen, die sich selbst mit diesem Prozess auseinandersetzen. Für viele ist es nicht leicht, sich zu der eigenen Altersgruppe zu bekennen und es mag vielleicht einfacher erscheinen, sich einer jüngeren Generation zuzuordnen. Aber wenn wir erleben, wieviel wertvolle Impulse wir gerade von Gleichaltrigen erhalten, dann würden wir ausgerechnet auf jene Anregungen und Erfahrungen verzichten, die unsere eigene Lebensphase betrifft.

Wenn wir uns mit dem Thema des Älterwerdens in unserer Partnerschaft auseinandersetzen können, ist es selbstverständlich wunderbar. Es gibt viele Paare, die diesen Weg bewusst und in großer gegenseitiger Wertschätzung gehen: Sie entwickeln eine zärtliche Fürsorge füreinander und sind sich herzlich zugetan. Es ist sehr zu bedauern, dass eine Partnerschaft, die aus der leidenschaftlichen Phase herausgereift ist und sich zu einer wohlmeinenden Geschwisterlichkeit entwickelt hat, nicht selten belächelt wird: Die haben sicher keinen Sex mehr, das ist ja gar keine richtige Ehe mehr! Viele lassen sich durch solche Sprüche verunsichern. Auch die Medien tun ihr übriges dazu, wenn sie immer wieder verbreiten, dass zu einer guten Partnerschaft auch Sexualität gehöre. Nicht die sexuelle Frequenz ist für das Gelingen einer Partnerschaft wichtig, sondern die seelische Intimität, die Nähe und Offenheit, die füreinander möglich sind. So kann Älterwerden in der Partnerschaft zu einem neugierigen und interessierten Miteinander werden, um einen neuen Lebenskontinent zu entdecken, wo es sich viel zu erzählen gibt.

Aber ich weiß aus meiner Erfahrung mit Frauen, dass dies oft nicht möglich ist. Gerade der gleichaltrige oder vielleicht auch etwas ältere Mann erlebt sich in seinem Älterwerden anders als die Frau. Im Arbeitsbereich gilt zwar auch der Mann ab dem fünfzigsten Lebensjahr als zu verbraucht, um noch eine neue Stelle zu finden, aber in Bezug auf sein Ansehen in der Gesellschaft wird er wenig Einbuße erleben. Und je höher er in seiner beruflichen Karriere gestiegen ist und eine wichtige Spitzenposition bekleidet, ist das Alter ohnehin kein Thema. Trotzdem sitzt ihm die Angst ebenso im Nacken, die aber nur gebannt werden kann, wenn das eigene Älterwerden verdrängt wird. Das beginnt damit, dass er all das, was bei seiner ungefähr gleichaltrigen Partnerin an den Alterungsprozess erinnert, latent entwertet. Er muss sich dabei gar nicht offen abfällig äußern, ein Blick genügt, eine scheinbar nebensächliche Bemerkung trifft und schon sind wir verletzt. Dann allerdings ist es höchste Zeit, mit dem Partner das Gespräch zu suchen, damit er wenigstens weiß, was uns auf der Seele lastet, was uns kränkt und womit wir große Probleme haben.

In einer Partnerschaft älter zu werden, wenn wir ständig der Entwertung ausgesetzt sind, hindert uns daran, diese Lebensphase als eine neue Herausforderung zu begreifen. Mehr noch. Sie kann uns auch den freundschaftlichen Umgang mit uns selbst gehörig versalzen oder gar unmöglich machen. Entweder gelingt es, ein entsprechendes Gegengewicht zu schaffen, indem wir häufig mit anderen Menschen zusammen sind, die durch ihren wertschätzenden Umgang dazu beitragen, dass die vielen Blessuren, die wir im alltäglichen Umgang in der Partnerschaft eingefangen haben, wieder ausheilen, oder aber wir sollten – auch im fortgeschrittenen Alter – uns fragen, ob ein solches Zusammenleben überhaupt noch zumutbar ist. Viele ältere Frauen wagen sich diese Frage gar nicht erst zu stellen. Sie gehen davon aus, dass sie sich eine Trennung aus finanziellen Gründen nicht leisten können. Diese Befürchtung ist in einigen Fällen durchaus richtig, oft aber beruht sie auf mangelnden rechtlichen Kenntnissen. Vielleicht müssten wir an unserem Lebensstil einige Korrekturen vornehmen und könnten nicht mehr in einem stattlichen Einfamilienhaus wohnen, auch nicht in einer großen Wohnung. Aber wenn wir bedenken, dass es nicht wenige Frauen – und auch Männer – gibt, denen es ähnlich ergeht, dann könnten sich ja einige zusammenschließen und eine Alters-Wohngemeinschaft gründen. Viele kennen ja diese Wohnform von früher. Und wenn wir rechtzeitig unseren Besitzstand reduzieren, sollte es möglich sein, unser Hab und Gut in einem Zimmer unterzubringen. Ich habe diesbezüglich bereits die Fühler ausgestreckt, erste Vorabklärungen getroffen und dabei erfreut festgestellt, dass sich mühelos Menschen finden lassen, die in einer solchen Lebensform leben wollen.

Es gibt Frauen, die mit siebzig noch auf die große Liebe hoffen: Ich hatte immer nur Pech, ich möchte wenigstens einmal die große Liebe erleben und endlich mit einem Partner glücklich sein. Gelegentlich landet eine von diesen Frauen den großen Coup, verliebt sich und ist überglücklich. Aber ich muss zugeben, ich beobachte solche Ereignisse mit großer Skepsis und vor allem aber mit Sorge. Im Rentenalter verlassen zu werden, tut verdammt weh. Der Sturz aus dem siebten Himmel ist als junger Mensch leichter zu verkraften, als wenn man schon älter ist. Wilma hatte es einundsiebzigjährig derart erwischt, dass sie ihre psychoanalytische Praxis für ein halbes Jahr schließen musste, weil sie der Fall in die Wirklichkeit härter traf als je zuvor. So verständlich dieser Wunsch nach einer

Liebesbeziehung ist, endlich zu lieben und geliebt zu werden, so verhängnisvoll kann er sein – vor allem dann, wenn sich das ganze Leben auf diesen einen Punkt zentriert. Wer seinen Lebensfokus ausschließlich auf diesen Aspekt richtet, sieht das andere, was sich ebenfalls als große Bereicherung anbietet, nicht. Wer stets nach einem geeigneten Partner Ausschau hält, übersieht die alleinstehende Nachbarin mit ihrem kleinen Hund und würdigt sie keines Blickes. Wer im Älterwerden noch immer geschlechtsfixiert lebt, verpasst die vielen Menschen in der unmittelbaren Umgebung.

Gerade im Alter erhalten Freundschaften eine große Bedeutung. Wir sitzen alle im selben Boot, oft genug mit einem ähnlichen Erfahrungshintergrund. Die Kinder sind aus dem Haus, die familiären Pflichten werden geringer und wir verfügen oftmals über mehr Zeit. Wenn wir es bis jetzt geschafft haben, ohne freundschaftliche Beziehungen durchs Leben zu gehen und auch noch stolz darauf sind, weil wir diesen Alleingang als Ausdruck von Unabhängigkeit bewerten, ist es an der Zeit, umdenken zu lernen. Ohne eine geschlechtliche Liebesbeziehung durchs Leben zu gehen, ist durchaus möglich. Einige entscheiden sich sogar freiwillig dafür. Aber ohne Menschen zu leben, mit denen wir uns in einem Freundesland aufgehoben und verbunden fühlen, halte ich im Älterwerden für ziemlich beschwerlich.

XI

Im Dunkeln singen

Was aber werde ich am Ende
dieses langen Ganges finden?
Vielleicht das ruhige Glück,
mein Los erfüllt zu haben.
Und alles was ich litt,
wird dann vergessen sein.

Eleonora Duse

Je öfter ich Gespräche mit anderen über den Prozess des Älterwerdens führe, um so leichter fällt es mir, mich mit diesem Gedanken vertraut zu machen. Inzwischen habe ich einen Kreis von älteren Frauen kennen gelernt, die es sich zur Aufgabe gemacht haben, Frauen ab fünfzig dabei behilflich zu sein, sich dem Prozess des Älterwerdens vertrauensvoll hinzugeben, und dabei nicht nur zögerlich den großen Zeh ins Wasser zu strecken, sondern sich lustvoll in die Wellen zu werfen. Es sind wunderbare Frauen; die älteste, Lore, ist 84 und trommelt die Gruppe mindestens einmal im Monat zusammen. Wir besprechen alles, was uns individuell beschäftigt: In welcher Form soll der Friseursalon an die Tochter weitergegeben werden, damit sich die anderen Kinder nicht benachteiligt fühlen? Weshalb dauert der Orgasmus mit siebzig länger als mit dreißig? In welcher Spezialklinik sind die besten Hüftgelenke zu erhalten? Wie ist mit den Kränkungen, die durch den langjährigen Partner verursacht werden, umzugehen? Oft lösen sich unsere Fragen schnell aus dem persönlichen Bereich heraus und wir diskutieren angeregt über politische, wirtschaftliche, soziale und religiöse Themen. Dazwischen lachen wir viel, im Sommer baden wir in Lores Weiher, den sie sich vor vielen Jahren direkt vor ihrem Landhaus, das mitten in einer Waldlichtung steht, anlegen ließ – im Naturschutzgebiet, wo es eigentlich keine Baubewilligungen gibt. Lore ist eine außergewöhnliche Frau. Sie war über einige Jahrzehnte eine äußerst erfolgreiche Geschäftsfrau, bis ihr ein Arzt prophezeite – sie war gerade vierundfünfzig – in wenigen Jahren werde sie ihr Leben im Rollstuhl verbringen müssen, da ihre Knochen derart brüchig seien. Sie antwortete, wie das ihre Art ist, bestimmt und voller Überzeugung, dass dies für sie nicht in Betracht komme. Sie verkaufte kurzerhand das Geschäft und begann, ihre Ess- und Lebensgewohnheiten umzustellen. Nachdem sie sich einer Operation unterzogen und ein neues Hüftgelenk erhalten hat, springt sie nun wieder putzmunter herum, vor allem liebt sie es, schnelle Autos zu fahren. Sie ist selbst am meisten darüber verblüfft, dass die Häufigkeit, mit der Bußgeldbescheide für zu schnelles Fahren ins Haus flattern, mit dem Alter ansteigt. Nun hat sie sich ein Gerät einbauen lassen, das bei Übertretung der vorgeschriebenen Geschwindigkeit einen Pfeifton von sich gibt, der sie jedoch derart nervt, dass sie das Gerät meistens doch ausgeschaltet lässt. Mathilda, 79, und Paola, 64, sind ehemalige Lehrerinnen, wohnen zusammen in einer kleinen Stadtwohnung und reisen viel. Und Traudel, eine Ex-Bio-Bäuerin, die nun zusammen mit ihrem Mann auf dem Altenteil des Gutes lebt, das von ihrem Sohn bewirtschaftet wird, bringt uns mit ihrem umfangreichen Wissen über die Zusammenhänge in der Natur immer wieder zum Staunen. Grete, 66 Jahre alt, einst Lektorin, ist noch immer eine Leseratte. Von ihr erfahren wir alles über Neuerscheinungen, vor allem zum Thema Frau. Ich fühle mich ziemlich geehrt, dass ich in diese Gruppe aufgenommen wurde, obwohl ich das vorgeschriebene Mindestalter noch nicht erreicht habe.

Mit Hilfe dieser Frauen beginne ich, mich mit den verschiedenen Altersräumen anzufreunden. Ich wandere darin umher und lerne allmählich die vielen verborgenen Nischen und Winkel kennen. Ich entdecke neue und ungeahnte Dimensionen, taste mich neugierig und vorsichtig in das würdige Gemach der älteren Frau vor und, ich muss gestehen, ich komme aus dem Staunen nicht mehr heraus.

Selbst an meinem Haus fange ich an, neue Qualitäten zu entdecken, ja genau genommen, beginne ich es sogar allmählich zu lieben. Die Anfangszeit war ja alles andere als leicht und machte mir gehörig Kopfzerbrechen, und oft genug hatte ich mir gewünscht, diese schweinchenrosa Bruchbude niemals käuflich erworben zu haben. Als dann aber die Mängel behoben und der Dachstock saniert und ich sicher war, dass uns das Haus nicht mehr über dem Kopf zusammenkrachen konnte, fühlte ich mich bereits etwas wohler. Aber ich hegte gegenüber diesem Unikum noch immer einen heimlichen Groll. Etwa zu vergleichen mit dem letzen Rest einer unversöhnlichen Haltung, die nach dem Betrogen-werden dem Partner gegenüber zurückbleibt. Auch wenn die Affäre längst beendet ist, hängt doch noch ein trüber Bodensatz von Kränkung in der Seele. Man spricht zwar nicht mehr darüber, denkt aber immer wieder daran, vor allem in besonders intensiven Momenten der Nähe und Intimität. Wie konnte er mir dies nur antun!

Von Frankreich hatte ich die Angewohnheit mitgebracht, möglichst viel Zeit allein zu verbringen und mich wieder in jene stillen Räume zurückzuziehen, wo sich alle mir wichtigen Geister und Denker und Denkerinnen versammelt haben. Diese Zeitinseln sind mir inzwischen nicht nur deshalb wichtig, weil sie mich nähren und inspirieren, sondern weil ich mir ein Leben ohne meine persönlichen Stunden überhaupt nicht mehr vorstellen kann. Felix beschützt meine Oase wie ein Wachhund und lässt niemanden meine Ruhe stören. Ich lese sehr viel. Ich schreibe. Und ich spaziere in verschiedenen Gedankenräumen umher. Es sind Stunden, in denen ich dem, was mir die Welt bedeutet, am nächsten bin. Und in genau solchen Momenten meldete sich spielverderberisch immer wieder ein leises Ressentiment gegen dieses Haus. Bis eines Tages etwas geschah, das mich alles vorher Gewesene vergessen ließ.

Es gibt Lebensthemen, die wir in Beziehungen so lange wiederholen, bis wir sie gelöst haben. Wenn wir den Partner wechseln und unser Verhalten nicht ebenso einer Änderung unterziehen, ist die Chance groß, dass wir in einer neuen Partnerschaft genau die gleichen Probleme nochmals auflegen. Die Inszenierung bleibt die gleiche, nur ein Mitspieler wurde ausgewechselt.

Auch in unserer Lebensführung zeigen sich wiederkehrende Problemkonstellationen, die wir oftmals wieder und wieder in Szene setzen. Schließlich haben wir uns Verhaltensmuster angeeignet, die uns aufgrund unseres Psychogramms am nächsten sind, um ein Problem zu lösen. Wir begegnen also problematischen Situationen mit einer ganz speziellen »handwerklichen« Ausrüstung. Wenn diese zum Beispiel aus einem Spaten besteht, werden wir eben versuchen, auch einen Rohrbruch damit zu reparieren. Entweder lernen wir, dass sich mit einem Spaten zwar Löcher in die Erde graben lassen, dieser aber für andere Fälle höchst ungeeignet ist. Oder wir sind jedesmal zutiefst enttäuscht, wenn wir ein schwieriges Problem nicht lösen können und sind nicht bereit zu erkennen, dass unsere alten Lösungsmuster untauglich sind und wir dringend neue Verhaltensweisen erlernen sollten. Diese Einsicht könnte uns dazu veranlassen, uns so schnell als nur irgendwie möglich andere Werkzeuge zu besorgen.

Ich habe in meinem Leben drei Mal ein Haus gekauft, und bei allen musste ich kurze Zeit, nachdem ich es bezogen hatte, eine neue Heizung einbauen lassen. Das erste »Eigenheim« war ein winziges Schneckenhaus auf einem winzigen Grundstück mit viel zu vielen Bäumen drumherum und einer dichten, drei Meter hohen Thujahecke, die das Grundstück umgab. Ich kaufte es, beinahe ohne eigenes Geld, angewiesen auf die Hilfe meiner Mutter, einige Jahre nach meiner Scheidung. Es war ein Haus, um sich darin zu verkriechen, den Schock der Entheimatung zu verarbeiten und endlich das Gefühl loszuwerden, nirgends zu Hause zu sein. Das Haus war erst ein paar Jahre zuvor gebaut worden. Und selbstverständlich ging ich davon aus, dass auch die Heizung nicht älter war. Bis sich herausstellte, dass es sich um eine uralte Anlage handelte, die kurz nach meinem Einzug den Geist aufgab. Mit dem Schloss in Frankreich erging es mir ebenso. Der Verkäufer wies eigens darauf hin, dass die Zentralheizung erst vor zwei Jahren installiert wurde und so gut wie neu sei. Diese Information beruhigte mich außerordentlich. Es dauerte aber nicht lange, und sie funktionierte nicht mehr. Mehr noch. Sie machte, was sie wollte: Mitten im Sommer setzte sie sich in Gang, während es ihr im Winter plötzlich einfiel, ihren Dienst einzustellen. Zudem kam heraus, dass die gesamte Heizungsanlage selbst gebastelt und nicht fachmännisch installiert und neben allen anderen Pfuschereien auch noch mit viel zu dünnen Rohren versehen war, die dringend durch dickere ersetzt werden mussten. Der Heizkessel hatte zuvor mehrere Jahre unter freiem Himmel auf Entsorgung gewartet und erhielt dann einfach einen neuen Anstrich. Diese Erfahrungen hätten mich hellhörig machen und dazu veranlassen sollen, meine beinahe naive Art, einfach zu glauben, was man mir sagt, zu überprüfen und mir eine kritischere Haltung anzueignen. Und weil ich es bis zum erneuten Hauskauf in der

Schweiz noch immer nicht gelernt hatte, begnügte ich mich damit, wiederum nicht genau hinzusehen, um meinem dringenden Wunsch, es möge alles in Ordnung sein, nicht selbst in die Quere zu kommen. Und ich war denn auch sehr beruhigt, als ich feststellte, dass der gesamte Heizungsraum einen guten Eindruck machte. Die Heizung hielt aber gerade mal wenige Monate. Herbeigerufene Fachleute standen ziemlich ratlos davor und versuchten es mit einer notdürftigen Reparatur. Auch hier stellte sich heraus, dass es sich nicht um eine dem Alter des Hauses entsprechende Heizung handelte. Mehr noch. Letztendlich mussten die Experten eingestehen, dass eine Sanierung zwecklos sei.

Wenn Heizungsanlagen kaputt gehen, geschieht dies ausschließlich im Winter. Klar, die meisten werden im Sommer nicht benötigt. Dass dies aber immer vor einem Wochenende oder kurz vor Feiertagen geschieht, ist zwar nicht logisch, aber Tatsache.

Es ist Januar, seit einem Jahr wohnen wir wieder in der Schweiz, es ist bitter kalt und weit unter null Grad. Und dann geschieht es. Am Freitagabend. Wasser strömt aus dem Keller. Die Heizung hat ein Leck. Es geht alles sehr schnell. Der Heizungsfachmann setzt alle Hebel in Bewegung und meint zuversichtlich, bis Mitte der Woche sollte die neue Heizung eingebaut sein. Was aber werden wir bis dahin machen? Mit elektrischen Öfen ist in diesen großen Räumen wohl kaum etwas auszurichten. Bereits am Sonntag bin ich aber verunsichert als ich sehe, dass die Zimmerthermometer noch immer auf plus 20 Grad stehen. Ich schaue auch in anderen Räumen nach. Alle Anzeigen stehen auf 20 Grad. Mit einer Bodenheizung lässt sich schlecht manuell die Funktion überprüfen und im Heizungsraum rührt sich nichts. Nach dem Wochenende rufe ich sofort den Monteur an, um zu fragen, ob denn die Heizung tatsächlich nicht mehr funktioniere. Er bestätigt. Sie sei bereits abmontiert und abtransportiert. Inzwischen ist es draußen noch kälter geworden. Und trotzdem bleibt die Temperatur im Haus unverändert. Ohne Heizung. Als dann am Mittwoch die neue Anlage installiert und in Betrieb gesetzt wird, habe ich keinen wesentlichen Unterschied der Wärmeverhältnisse feststellen können. Seit diesem Vorfall liebe ich das Haus.

Ich habe mir dieses Erlebnis unverzüglich als Vorlage dafür gewählt, wie wichtig es ist, einmal gewonnene Einsichten zu bewahren. Wie das Haus über Tage trotz großer Kälte die Wärme speicherte, will auch ich alles daran setzen, für mich wichtige Gedanken nicht wieder zu verlieren. Wenn wir unsere Erkenntnisse mit einer ebenso guten Isolationsschicht versehen, laufen wir weniger Gefahr, dass sie uns abhanden kommen und vielleicht erst nach Jahren wieder auftauchen. Das beste Isoliermaterial sind Gespräche. Im gedanklichen Austausch werden die Themen, die uns beschäftigen, mit Sauerstoff versorgt; sie werden in ihrem Wachstum gefördert und gestärkt, dass sie aus unseren Überlegungen gar nicht mehr wegzudenken sind. Wir bauen einen schützenden Mantel um unsere gewonnenen Einsichten, damit der ganze Unsinn, der unentwegt auf uns einstürmt, nicht eindringen kann, sondern von uns abprallt. Auf diese Weise legen wir in aller Ruhe neue Denkspuren an, als ob wir in einem etwas verwilderten Garten, wo alles durcheinander wuchert und das Unkraut sich seit Jahren eine dominante Position erobert hat, neue Wege herausschlagen. Und wir erfahren dabei, wie gut es ist, wenn diese mühselige Arbeit mit Hilfe anderer bewältigt werden kann.

Die regelmäßigen Treffen im »Rat der alten Frauen« wirken wie kleine Wunder auf mich. Ebenso der intensive Austausch mit Frauen, die ich aus anderen Zusammenhängen kenne, die zudem noch etwas jünger sind als ich. Die gedankliche Auseinandersetzung zum Beispiel mit Benita[3], einer Herzensfreundin, hat mich schon oft dazu veranlasst, dass mir Erkenntnisse nicht einfach wieder davonschwimmen und im Trüben verschwinden. Wir lernten uns vor vielen Jahren kennen. Damals war sie eine der bekanntesten Journalistinnen und ich bewunderte sie, lange bevor sie von mir etwas wusste. Ich war vor der ersten Begegnung ziemlich aufgeregt, sie wollte mich interviewen und ich schämte mich auch etwas, da auch sie zunächst von Felix ziemlich rüde davon abgehalten wurde, mich telefonisch zu kontaktieren. Als er mir beiläufig beim Essen erzählte, er habe eine renommierte Journalistin wie alle anderen abblitzen lassen, stockte mir der Atem. Das Interview kam schließlich doch noch zustande, es waren zwei Stunden vorgesehen. Sie kam morgens um zehn Uhr als Journalistin. Sie ging spät abends als Freundin – und ist es bis zum heutigen Tag geblieben. Unser erstes Treffen hat mich tief beeindruckt. Sie war wunderschön und auf eine wunderbare Art uneitel. Wir kamen in unserem Gespräch sofort zum Wesentlichen, denn wir spielten uns nichts vor. Es herrschte sofort ein Klima zwischen uns, in dem wir einfach so sein konnten, wie wir sind, und ich fühlte mich rundum wohl. Damals wusste ich noch nicht, was für dieses Wohlbehagen ausschlaggebend war.

Später lernte ich von der Sprachwissenschaftlerin Senta Troemel-Ploetz, die regelmäßig in meinem Frauenseminar Workshops durchführt und mir ebenfalls Freundin wurde, zu verstehen, dass bei Frauengesprächen besondere Qualitätsmerkmale anzutreffen sind. Ihre Forschungsergebnisse über Frauengespräche brachten es an den Tag. Weibliches Reden wurde über lange Zeit allgemein als negativ bewertet oder gar als Geschwätz abgetan. Und nun stellte sich heraus, dass Frauengespräche statt Defizite hohe Kompetenzen ausweisen: »Frauen verfolgen durch Reden ein anderes Ziel als Männer und erreichen ein anderes Ergebnis, nämlich Solidarität und

Verständigung.«[4] Wir stellen in Gesprächen Gleichheit und Symmetrie her, also kein Machtverhältnis, bei dem eine besser dastehen will, als die andere. Es sind genau diese Qualitäten, die es ermöglichen, uns in Frauenbeziehungen derart wohlzufühlen. Denn wir machen uns gegenseitig nichts vor, wir blasen uns nicht auf, gockeln nicht im Größenwahnsinn herum, wollen nicht imponieren, sondern wir können einfach so sein, wie wir sind. Dadurch sind wir angstfrei voreinander, müssen nicht auf der Hut sein, auf Grund unseres Geschlechts dominiert oder entwertet zu werden. Wir benötigen keine Energie, um uns zu schützen. Wenn wir uns so zeigen können, wie wir sind, werden wir authentisch und wir sind mit uns einverstanden. Und genau das ist es, was uns dieses unbeschreibliche Wohlgefühl verursacht. Uns nicht verstellen zu müssen, nicht eine andere zu sein vorgeben zu wollen als genau die, die wir sind, löst das Gefühl des Einverstandenseins mit uns aus. Und es gibt nichts Angenehmeres und Stimulierenderes, als authentischen Menschen zu begegnen, mit ihnen zu kommunizieren, sich mit ihnen auseinanderzusetzen. Sie öffnen die Tore der Kreativität, es gibt einfach nichts, was es nicht gibt. Und da die Erwartung, eine Frau zu sein, die bestimmten Vorstellungen zu entsprechen hat, wegfällt, bewegen wir uns in einer angstfreien Zone, denn wir wissen: Wir können nichts falsch machen. In solchen Gesprächen gibt es weder Gewinnerinnen noch Verliererinnen.

Als sich Benita nach unserem ersten Treffen am Abend von mir verabschiedete, wussten wir viel von einander, einiges erahnten wir. Ich schlug ihr ohne langes Überlegen vor, ihr inneres Kind zu mir in die Ferien zu geben. Ich hatte während des langen Gesprächs den Eindruck gewonnen, dass hinter der großartigen und erfolgreichen Karrierefrau irgendwo ein völlig verletztes, schüchternes und vor allem vernachlässigtes Kind sitzt. Sie war sofort einverstanden und übergab mir dieses kleine Mädchen, das ich vom ersten Augenblick an herzlich liebte. Es blieb einige Wochen bei mir. Ich habe viel mit ihm geredet. In den ersten Tagen hockte es noch ziemlich ruhig auf dem Sofa, später begann es auf der Lehne eines antiken Fauteuils herumzuturnen, und es dauerte nicht lange, da hüpfte es gar ausgelassen auf dem Tisch herum und sprang in großen Sätzen von einem Stuhl auf den hohen Schrank und wieder herunter. Ich erstattete Benita regelmäßig Bericht. Über das Mädchen, das sie einst war. Eines Tages holte sie es wieder zu sich zurück. Und ich glaube, dass dies der Zeitpunkt war, als sie damit begann, sich mit diesem kleinen Mädchen anzufreunden. Sie hörte ihm zu, es hatte so viel zu erzählen, was ihm alles widerfahren war und sie lernte ihr inneres Kind zu verstehen, kümmerte sich um seine gut getarnten Verletzungen und begann es schließlich zu lieben.

Wir tragen alle noch das Kind, das wir einst waren, in uns. Und manchmal sitzen diese Kleinen verängstigt und ungeliebt in einer Ecke. Vielleicht ist es uns gelungen, die seelische Not als ständigen Motor für außergewöhnliche Leistungen zu verwenden. Aber wir können noch so große Erfolge verbuchen, auf Bestsellerlisten thronen, irgendwann ist der Applaus verstummt, der Vorhang ist gefallen und wir hocken mausallein mit einem Blumenstrauß wie ein verlorenes Kind auf der Bettkante in einem fremden Hotel und fühlen uns einsam und elend. Wenn wir als Kind nicht liebend beantwortet oder sogar abgelehnt worden sind, ist die Wahrscheinlichkeit groß, dass wir als Erwachsene uns selbst in ähnlich liebloser Weise behandeln. Und dann kann es ganz hilfreich sein, wenn wir von einer Freundin lernen, wie wir mit uns liebend und verstehend umgehen könnten.

Benita und ich haben uns gegenseitig durch die verschiedenen Lebens- und Erfolgsetappen begleitet. Je älter sie wurde, um so mehr widmete sie sich der Erforschung des menschlichen Bewegungsapparates. Sie schreibt Bücher[3], in denen sie aufzeigt, wie Menschen, die unter körperlichen Beeinträchtigungen leiden, mit ihrem Körper umzugehen haben, so dass er nicht schlapp macht, sondern vogelleicht und lustvoll seinen Dienst versieht. Gerade im Älterwerden ist die Erhaltung der Mobilität entscheidend, um sich in seiner Haut auch wohlfühlen zu können. Und wer, wie ich, eher dazu neigt, anderen beim Sport zuzuschauen als sich selbst zu bewegen, wird allein durch Benitas sprachliche Anleitung derart in Begeisterung geraten, dass sich die innere Bewegung unverzüglich in äußere Aktivitäten umsetzt. Sie untersucht das ursprüngliche, von der Schöpfungsintelligenz vorgesehene symphonische Zusammenspiel von Wirbelsäule, Beckenboden, Muskeln, Gelenken und Scharnieren und deckt die Ursachen auf, weshalb es zu vorzeitigen Abnützungserscheinungen und zu Misstönen kommt und was zu tun ist, um wieder im Takt mitzuhalten, und zwar im eigenen. Benita ist nicht nur als Schreibende virtuos, sondern ebenso wenn es um das Verstehen des menschlichen Bauplanes geht. Wir stellen immer wieder erfreut fest, dass sich unsere Arbeitsbereiche kreuzen. Während sie sich um die materiellen Bestandteile der körperlichen Existenz kümmert, beschäftige ich mit den seelischen. Die Ergebnisse sind deckungsgleich. Wenn Menschen ein anderes Verständnis für ihre körperliche Ausstattung und dessen intelligenten Gebrauch gewinnen, bewegen sie sich anders, wachsen in eine andere Grundhaltung hinein und wagen, neue seelische Kontinente zu erschließen. Ebenso verändern sich Verhaltensweisen, die sich sofort im Körperlichen zum Ausdruck bringen, sobald wir seelische Gesetzmäßigkeiten kennen lernen und beachten. Wer in seiner Seele ausmistet, wirft Ballast ab, die Wirbelsäule richtet sich auf und kann wieder frei schwingen.

Auf einem Waldspaziergang mit Benita erzähle ich ihr von

meiner neuesten Entdeckung: Wenn ich morgens aufwache, erlebe ich oft ein unbeschreibliches Glücksgefühl, es sitzt hinter dem Brustbein und ist warm, wohl und gütig. Ich habe kein passenderes Wort gefunden, als diesen Zustand mit einem großen Einverstandensein zu umschreiben. Einfach zu fühlen, es ist gut so. Und dahinter knistert ein neues, mir unbekanntes Gefühl, so etwas wie eine kleine Prise Dankbarkeit. Das kenne ich auch, erwidert Benita, bei mir aber stellt es sich vor allem am Abend, beim Zubettgehen ein. Dann beginnen meine Zellen zu vibrieren, »ja« zu singen, ich nenne es »Zellsingen«. Ich bin von diesem neuen Wort völlig überwältigt und rufe entzückt in die Krone einer wohl über hundertjährigen Kastanie hinauf: genau, das ist es! Die Zellen singen tatsächlich! Das ist exakt das Wort, nach dem ich schon lange suchte, vielleicht könnte es sogar Zelljubilieren heißen. Oder? Wir einigen uns darauf, dass es also nicht nur ein Advent-, sondern auch ein Zellsingen gibt. Und das große Finale liegt für uns beide noch vor uns.

Es ist für mich nicht verwunderlich, dass Benita dieses Wort Zellsingen finden konnte. Sie horcht auf ihren Körper, lauscht in ihn hinein, geht darin spazieren, achtet auf alles, nimmt jede Regung achtsam auf, und dann hört sie es einfach singen.

Seit mir Benita das Wort »Zellsingen« geschenkt hatte, begann ich vermehrt auf dieses bestimmte Gefühl zu achten, das damit verbunden ist. Ich kann mich nicht daran erinnern, in jungen Jahren auch nur annähernd ein ähnliches Glückgefühl erlebt zu haben. Es ist einfach wunderbar, zu leben. Und diese freudige Schwingung in mir kann sich nur dann einstellen, wenn wir die Beobachtung ausschließlich auf die innere Befindlichkeit richten und damit in eine direkte Verbindung zum großen Mysterium treten, zum beinahe unfassbaren Wunder des Lebens. In einem solchen Moment ist kein Stecknadelkopf großer Zweifel in mir, die gesellschaftliche Diskriminierung älterer Menschen ist aufgelöst, die Selbstentwertung wie vom Erdboden verschwunden.

Inzwischen habe ich festgestellt, dass es ganz unterschiedliche Ausdrucksarten »singender« Zellen gibt, um das Einverständnis mit dem eigenen Leben auszudrücken. Wenn mir etwas besonders geglückt ist, tirilieren sie, und wenn ich es kaum erwarten kann, jemandem davon zu erzählen, zwitschert jede einzelne Zelle beinahe etwas vorlaut und vor allem ungeduldig. Wenn ich mich an meinem Computer besonders produktiv erlebe, trällern sie, beim Sex schnurren oder tanzen sie – je nachdem – und wenn ich mit Felix besonders viel Vergnügen erlebe, pfeifen sie unbekümmert. Und genieße ich ganz allein in den Morgenstunden die Stille, überschlagen sie sich zu einem einzigen großen Halleluja.

Auf das Singen meiner Zellen zu achten hat mich zudem noch in ganz andere Dimensionen geführt, in denen sich beinahe beschreibliche Gefühle einer unumstößlichen Gewissheit einstellen, unvergänglich und ewig zu sein. Da tauchen unerwartet Erinnerungen aus meiner Jugend auf, die von ähnlichen Eindrücken begleitet waren. Plötzlich ist da ein Bild, ein Duft, die liebevolle Hand meiner Mutter, die meine wilden Kinderhaare zu langen Zöpfen bändigt. Der Duft von modrigem Moos steigt in mir auf, das wir vor Weihnachten im nahe gelegenen Wald von den Wurzeln eines Baumes kratzten, es in Zeitungspapier legten und dann damit freudig nach Hause rannten, um es dem Vater für die Ausstattung der Krippe zu übergeben. Da ist diese erste Erinnerung auf der harten Holzbank in der Sonntagsschule: Es gibt noch eine größere und sicherere Heimat als die bei den Eltern. In diesen Momenten war mir bewusst, es gibt eine Ewigkeit. Es ist ein stilles Zurücktasten in jene kurzen Momente: Ich bin ein Kind Gottes. Nichts kann mich gefährden.

Ich begann, mein bisheriges Leben dahingehend zu erkunden, in welchen Situationen ich etwas von diesem Gefühl der Unsterblichkeit erahnte. Und nun schreite ich jeden Abend vor dem Einschlafen den Weg in die Vergangenheit ein Stück ab. Es gibt Lebensabschnitte, die ich mehrere Male gehen muss, da sich in alter Gewohnheit vor allem Ereignisse, die mir entweder in angenehmer oder unangenehmer Erinnerung hängen geblieben sind, in den Vordergrund drängen. Vor allem letztere schieben sich störend über meine Absicht, nach jenen Oasen der Rückbindung zu suchen. Es scheint ein besonderes menschliches Anliegen zu sein, alles, was uns einst kränkte, zuerst bereinigen zu wollen und ausheilen zu lassen, damit wir uns anderen Aspekten zuwenden können. Dann aber sind da überall Zeichen und Hinweise, manchmal nur flüchtig wie kleine Sternschnuppen, die kurz aufblinken und sofort wieder verschwinden. Und nun versuche ich, die alten Erfahrungen nochmals zu beleben, ich nehme die alten Fäden wieder auf, erinnere mich zurück an meine wirkliche Herkunft. Und ich muss sagen, dass dieses Schauen mir einen ganz besonderen inneren Reichtum beschert.

XII

Streifzug durch das innere Haus

Autobiografie in fünf Kapiteln

1. Ich gehe die Straße entlang.
Da ist ein tiefes Loch im Gehsteig.
Ich falle hinein.
Ich bin verloren ... Ich bin ohne Hoffnung.
Es ist nicht meine Schuld.
Es dauert endlos, wieder herauszukommen.

2. Ich gehe dieselbe Straße entlang.
Da ist ein tiefes Loch im Gehsteig.
Ich tue so, als sähe ich es nicht.
Ich falle wieder hinein.
Ich kann nicht glauben, schon wieder am
gleichen Ort zu sein.
Aber es ist nicht meine Schuld.
Immer noch dauert es sehr lange,
herauszukommen.

3. Ich gehe dieselbe Straße entlang.
Da ist ein tiefes Loch im Gehsteig.
Ich sehe es.
Ich falle immer noch hinein ...
aus Gewohnheit.
Meine Augen sind offen.
Ich weiß, wo ich bin.
Es ist meine eigene Schuld.
Ich komme sofort heraus.

4. Ich gehe dieselbe Straße entlang.
Da ist ein tiefes Loch im Gehsteig.
Ich gehe darum herum.

5. Ich gehe eine andere Straße.

Portia Nelson

Ob wir uns freudig auf das Älterwerden einlassen und es zu einem beglückenden Prozess des inneren Wachsens und Reifens kommen kann, liegt allein in unserer Hand. Wir erhalten zwar das Leben als Geschenk, aber was wir dann daraus machen, ist unsere Sache. Doch ist mir klar, dass die neuen Perspektiven, die es im Laufe der Jahre zu erschließen gilt, nicht einfach zu finden sind. Sie fliegen einem nicht einfach wie gebratene Tauben ins Wohnzimmer, sondern müssen erarbeitet werden. Umdenken heißt das Zauberwort, sich durch Nachdenken neue Dimensionen erschließen.

Dieser inneren Auseinandersetzung setzt sich oft eine Tendenz hinderlich entgegen, sich möglichst nicht mit den eigenen Schwächen konfrontieren zu wollen. Auch den eigenen Stärken zu begegnen, ist besonders für Frauen alles andere als beruhigend, wissen wir doch genau, wieviel Beunruhigung dadurch in eine Partnerschaft einziehen kann. Vor allem selbstwertarme Männer reagieren empfindlich auf Frauen, die wissen, was sie können. Wir zimmern uns im Laufe des Lebens ein Selbstbild zusammen, mit dem wir hoffen, einigermaßen gut über die Runden zu kommen. Wenn wir dann aber in problematische Situationen geraten und uns nicht so verhalten, wie wir es von uns erwarteten, sind wir zutiefst erschüttert. Wir ziehen lieber die uns wohlbekannten Selbstanschuldigungen vor und meinen stets, alles falsch angestellt zu haben, oder wir favorisieren es, andere für unser Unglück verantwortlich zu machen. Und oft benötigt es einige Durchläufe im Waschmaschinenprogramm für stark beschmutzte Kochwäsche, bis alte Gewohnheiten und Muster herausgewaschen sind und wir begreifen, dass es an uns liegt, etwas dazu zu lernen. Ein anderes großes Hindernis bei unserer Weiterentwicklung besteht darin, dass wir bereits am Dienstag nicht mehr wissen, welch großartige Einsicht wir am Montag hatten und welche Konsequenzen wir daraus planten. Dies hat nun wahrlich nichts mit der oft als Entschuldigung angeführten altersbedingten Vergesslichkeit zu tun. Da wir meist nicht nur herzlich wenig über uns selbst wissen, sondern darüber hinaus auch kaum eine Ahnung haben, wie unsere Psyche funktioniert, ist es sinnvoll, sich zunächst grundsätzlich über seelische Gesetze Gedanken zu machen.

Im Bild ausgedrückt: Unser psychischer Haushalt umfasst mehrere Stockwerke mit vielen sehr unterschiedlichen Zimmern. Es gibt wunderschöne Räume, die von herrlich kühler Morgenluft belebt sind und in denen wir uns in bestimmten Zeiten gerne aufhalten. Dann gibt es auch andere, da sträuben wir uns eher hineinzugehen, es herrscht dort Unordnung, es ist ziemlich düster und vielleicht riecht es sogar ziemlich unangenehm darin. Doch es gibt auch Momente, da lieben wir es, in diesen etwas verkommenen Nischen herumzuwuseln und uns ganz diesen unkonturierten und verdämmerten Bereichen hinzugeben. Die oberen Räume werden von anderen Wesensanteilen von uns bewohnt als die unteren. Und je nach psychodynamischen Verhältnissen sind es einmal die »Gesellen« von unten, die über das ganze Haus die Befehlsgewalt haben, dann sind es wieder diejenigen aus den oberen Etagen. Diese umkehrbare Struktur kann dazu führen, dass wir gelegentlich Dinge tun, die wir im Nachhinein nicht mehr gutheißen würden oder für die wir uns sogar schämen und dann alles darum gäben, sie ungeschehen zu machen.

Wir geraten immer wieder in Situationen, die für uns selbst unverständlich sind. Vielleicht haben zum Beispiel gerade am Montag die Wesenszüge aus der obersten Dachkammer Dienst, die besonderen Wert darauf legen, ein tugendhaftes und moralisch einwandfreies Leben zu führen, und wir organisieren für den kommenden Freitag Abend einen Bibelabend. Am Freitag aber sind ganz andere Anteile aktiviert, vielleicht solche aus dem Kellergeschoss, die wieder einmal ausgiebigen Sex, möglichst nicht mit dem eigenen Partner, haben möchten. Da wir aber bereits die Einladungen für die Bibelstunden verschickt haben, können wir die Veranstaltung nicht mehr rückgängig machen und sitzen dann einen ganzen Abend lang in einer Runde, die uns nervt, die wir auf den Mond wünschen oder ins Land, wo der Pfeffer wächst, gleichzeitig quälen wir uns mit unseren heimlichen Fantasien und Wünschen ab. Darüber hinaus sind wir aber auch noch wütend auf uns selbst. Denn schließlich haben wir uns dieses Desaster auch noch selbst eingebrockt. Und wenn wir aus dieser Stimmung heraus für das nächste Wochenende eine eher dionysisch lockere Party organisieren, kann es sein, dass wir uns nochmals den gleichen Frust einhandeln, nur mit umgekehrten Vorzeichen. Denn ausgerechnet an diesem Abend ist die Sehnsucht nach denkerischer, apollinischer Klarheit besonders groß.

Deshalb ist es gut zu wissen, unsere Psyche ist nicht eine eindimensionale Scheibe, die entweder rot, blau oder grün ist, sondern sie ist wie ein mehrstöckiges Haus, in dem die unterschiedlichsten Elemente wohnen. In der Regel sind sie nicht alle gleichzeitig aktiv; da an einem Tag die einen Bereiche stärker dominieren und andere in den Hintergrund treten, können sich bereits am nächsten Tag die Machtverhältnisse wieder ändern. Es gibt auch Situationen, die uns besondere Mühe machen, wo es uns beispielsweise im selben Moment in zwei entgegengesetzte Richtungen zieht. Wir wissen vielleicht aus eigener Erfahrung, dass wir jemanden über alles lieben und gleichzeitig hassen können. Wir wünschen uns nichts sehnlicher, als dass er kommen möge, und gleichzeitig erfüllt uns seine Anwesenheit mit tiefster Abscheu. Es gibt sogenannte gegensätzliche Gefühlszwillinge, die dafür sorgen, dass wir immer im Zustand der Ruhelosigkeit bleiben und uns nie endgültig auf eine Seite schlagen können. Wir sind ängstlich und mutig, wir erleben Schmerz und gleichzeitig Erleichterung, wir sind glücklich und fühlen aber auch eine gewisse Verzagtheit. Wer einmal in die Lage geraten ist, sich zwischen zwei Liebespartnern entscheiden zu müssen, weiß, wie schmerzhaft es ist, wenn jede Entscheidung zugunsten des einen zugleich die Ausgrenzung des anderen bedeutet. Wer die Grundzüge seines seelischen Bauplans einmal begriffen hat, kann sich nicht mehr selbst unter Druck setzen und eine eindeutige Entscheidung ohne Wenn und Aber von sich erwarten. Die Welt ist weder schwarz noch weiß, sie ist immer sowohl als auch. Diese Ambivalenz aushalten zu lernen, ist einer der wichtigsten Schritte, die zur Selbstverantwortung führen. Denn damit öffnet sich ein weites Spektrum an Verhaltensweisen, Denkmöglichkeiten und Lebenshaltungen und es werden nicht im Voraus Bereiche und Aspekte ausgegrenzt, die nicht in das Selbstbild zu passen scheinen. Das Ziel ist, verstehen zu lernen, dass unendlich viele Möglichkeiten des Fühlens, Denkens und Handelns in gegensätzlichen Formationen in uns angelegt sind. Je besser wir darüber Bescheid wissen, um so leichter fällt es uns, damit umzugehen und, falls wir dies wünschen, sie in eine bestimmte Richtung zu verändern.

Wenn wir die menschliche Psyche nochmals mit der Metapher eines Hauses gleichsetzen, sehen wir, dass es ohne Fundament nur schwer zu konstruieren ist und vor allem bei der leichtesten Erschütterung einstürzen würde. Wenn wir versuchen, unsere dunkleren Wesensanteile zu verleugnen und auszugrenzen, entsteht eine derart wackelige Persönlichkeitsstruktur, dass sie bei der leisesten Konfrontation mit den unkontrollierten vitalen Seiten des Lebens unverzüglich zusammenbricht. Das ungute Gefühl, das uns leicht überkommt, wenn wir uns mit Menschen einlassen, die vor Tugendhaftigkeit beinahe nicht mehr zu atmen wagen, ist sehr ernst zu nehmen, weist es uns doch auf ein gefährliches Missverhältnis hin. Wenn Wesensanteile ausgeklammert werden, besteht immer eine große Gefahr, dass sie ein Eigenleben führen und im Untergrund Verheerendes anrichten. Da wir sie nicht kennen, verstecken sie sich hinter einer freundlichen Maskerade und wir halten uns für eine andere, als die wir in Wirklichkeit sind.

Wenn wir in der Lage sind, die dunklen Ecken in uns aufzuspüren, wie zum Beispiel typische Unarten, die wir nicht gerne vor anderen preisgeben, haben wir allein durch die Konfrontation mit ihnen eine echte Chance, über unsere weitere Entwicklung zu entscheiden. Wenn wir sie aber vor uns selbst verleugnen, ist es so, als wenn wir uns nicht eingestehen wollten, dass es irgendwo in unser Haus hineinregnet. Und schließlich wird der Schaden mit der Zeit immer größer.

Der Versuch, gerade in reiferen Jahren mehr Einblick in die eigene Seele zu gewinnen, bringt uns wichtige Erfahrungen. Entweder wir sagen uns dann, gut, meine Denk- und Verhaltensweisen sind zwar nicht sehr lobenswert, aber sie sind mir dennoch wichtig, ich werde mich nicht ändern und ich werde sie auch nicht an die große Glocke hängen. Oder aber die ganze Angelegenheit ist uns derart unangenehm, dass wir beschließen: Das will ich ändern. Wer zum Beispiel in späteren Jahren bei sich eine Neigung zum Intrigieren entdeckt und diese Eigenschaft als nicht wünschenswert erachtet, wird allein durch ihre Erkenntnis dazu beitragen, dass sie sich nicht weiter unbemerkt ausbreiten kann. Wer sich aber niemals mit den eigenen Unzulänglichkeiten auseinandersetzt, wird wohl den weiteren Verlauf seiner Entwicklung dem Zufall überlassen müssen.

Beim Älterwerden ist damit zu rechnen, dass sich unliebsame Charakterzüge ebenfalls verändern. Manche verschwinden, andere verstärken sich. Es gibt Verhaltensweisen, die sich allein aufgrund der körperlichen Veränderungen zurückbilden müssen. Wenn sich beispielsweise jemand in jungen Jahren dem Leistungssport verschrieben hatte, mit der Folge, dass die ganze Familie darunter litt, weil durch den zeitlichen Aufwand, die der Sport erforderte, die Familie zu kurz kam, so wird sich bei diesem Menschen im Laufe der Jahre zwangsläufig etwas ändern müssen, weil er seinem Hobby in dieser Intensität nicht mehr nachgehen kann. Aber ob dieser Mensch dann die Zeit für die Gemeinschaft nutzt, ist eine andere Sache. Es ist durchaus möglich, dass das Bedürfnis, etwas für sich allein und ohne Partner- oder Familienanhang zu unternehmen, sich auf ein anderes, dem Alter entsprechendes Gebiet verlagert. Während junge Personen ihr Leben auf vielfältigste Weise gestalten können, grenzen sich die Möglichkeiten beim Älterwerden ein. Auch Ehepaare erleben in späteren Jahren vielfach eine Verwandlung ihrer Beziehung. Manch flotter Fremdgeher, der seiner Partnerin in jungen Jahren viele schlaflose Nächte beschert hatte, liegt im Rentenalter treu schnarchend im Ehebett. So sehr sich die Frau früher danach gesehnt hatte, den Partner an ihrer Seite zu wissen, so mühsam kann es nun tagsüber werden, wenn sich die gesamte Fremdspringenergie auf ein ständiges Nörgeln und Herumkritisieren verlagert. Im günstigen Falle aber erfolgt nach den Jahren hormoneller Bedrängnis ein ruhigerer Lebensabschnitt, der ein Umdenken einleitet und ein erneutes Aufeinander zugehen ermöglicht. Manchen Paaren gelingt es erst im Alter, ihr Zusammenleben für beide befriedigend zu gestalten.

In vielen Gesellschaften haben ältere Menschen Vorbildfunktion. Ihre Weisheit, ihr Erfahrungsreichtum werden ungemein hoch geschätzt. Leider ist dieses Verständnis von Alter bei uns in Vergessenheit geraten. Anstelle dessen frönen wir einem Jugendlichkeitskult, der kaum noch zu überbieten ist. Bedenkt man nur, wie wenige ältere Frauen es gibt, die zu ihrem Alter stehen, die sich mit ihrem angesammelten Wissen identifizieren und nicht wie die meisten sich selbst entwerten, indem sie alle unwürdigen Alters-Vertuschungsspielchen mitmachen. Wir brauchen dringend Menschen, die uns zeigen, wie wir in Würde älter werden können. Es ist ein großer Jammer, dass wir zum Beispiel viel zu selten die Möglichkeit haben, ältere Frauen in TV-Diskussionen zu erleben, die aus der Fülle ihrer reichen Erfahrung schöpfen und ihre intelligenten Gedanken für andere zugänglich machen. Nicht, dass es sie nicht gäbe!

Wenn wir nun die eigene Persönlichkeit ausleuchten wollen, um möglichst alles zu erfassen, was dazu gehört, wird das gar nicht so einfach sein, weil wir nicht wissen, wo wir überhaupt ansetzen sollen. Als Einstieg für diese Auseinandersetzung hilft uns, wenn wir zunächst andere Personen, die wir schon lange kennen, beobachten und uns die Frage stellen, ob wir auffallende Wesensanteile feststellen, die wir entweder als besonders angenehm oder unangenehm einstufen. Dann überdenken wir, ob sich der ausgewählte Wesenszug im Laufe der Jahre verändert hat, ob er sich vielleicht verstärkt hat oder gar ganz verschwunden ist. Dieses Vorgehen soll nun aber nicht als pädagogischer Auftrag verstanden werden, in der Psyche eines anderen Menschen herumzuklempnern, sondern lediglich als Anregung, um Rückschlüsse auf sich selbst zu ziehen.

Auch ich habe in meinem Umfeld Beobachtungen gemacht; Felix bot sich in seiner ungebrochenen Vitalität als Anschauungsbeispiel sehr gut an. So konnte ich bei ihm einen Wesenszug feststellen, der sich nun während der bald fünfundzwanzig Jahre, die wir schon zusammenleben, extrem negativ entwickelt hat.

Felix verfügt über eine Eigenschaft, die ihm bereits schon

viele Unannehmlichkeiten bescherte. Und auch ich werde immer wieder auf recht unangenehme Art damit konfrontiert: Felix legt überhaupt keinen Wert darauf, auf andere einen guten Eindruck zu machen. Es ist ihm völlig gleichgültig, was andere über ihn denken, ob sie Freude an ihm haben, ihn besonders mögen oder nicht. Es interessiert ihn einfach nicht. Er gibt grundsätzlich jedem seiner seelischen Impulse eins zu eins Ausdruck, egal, ob sich andere daran stören oder nicht. Felix besitzt eine große Impulsivität, die ungebremst auf Menschen prallt und dort entweder als angenehm oder unangenehm wahrgenommen wird. Die Unabhängigkeit, die er durch sein unbekümmertes Verhalten gewinnt, ist nicht zu übersehen. Ich tat mich lange sehr schwer damit, mich mit seiner direkten Art anzufreunden. Inzwischen weiß ich, dass er sich oft genau so verhielt, wie ich es über lange Zeit leider viel zu wenig konnte. Kurz gesagt: Felix hat genau das, was mir fehlte. Nun ist bekannt, dass wir in Beziehungen dazu neigen, Charakterzüge, die uns fehlen und die wir selbst zu wenig ausleben, im Partner als Ergänzung zu suchen. Es scheint in uns ein tief liegender Wunsch nach Ganzheit angelegt zu sein. Wesenszüge, die mich an meinem Partner besonders nerven, spiegeln immer auch die eigene Persönlichkeit wider.[5]

Es gelingt mir noch nicht sehr lange, die Dinge, die mir ein Dorn im Auge sind, so wie Felix unverblümt und offen beim Namen zu nennen. Und seitdem ich es aus eigener Kraft kann, nerven mich seine direkten Meinungsäußerungen auch nicht mehr. Früher musste er für mich manche heiße Kastanie aus dem Feuer holen und kompromisslos seine Meinung, die ja auch die meine war, vertreten, während ich in seinem Windschatten die Rolle der sanften, verstehenden und empathischen Therapeutin spielte. Doch es kommt noch schlimmer: Wenn ich von Menschen, die es ja »nur gut mit mir meinten«, auf die für mich nicht einfach zu ertragenden Eigenschaften von Felix angesprochen wurde, konnte es geschehen, dass ich mich unverzüglich auf ihre Seite schlug und mich mit deren Sichtweise solidarisierte. Manchmal erzählte ich auch folgende Anekdote: Wenn Sokrates von anderen auf den äußerst schwierigen Charakter seiner Frau Xanthippe angesprochen wurde, antwortete er, Pferdetrainer müssten sich an den störrischsten Tieren üben. Meine Rechnung ging auf zunächst wunderbare Weise auf. Schließlich bin ich Psychotherapeutin. Aber hinterher fühlte ich mich immer sehr schlecht.

Doch das Älterwerden hat Einiges bei mir verändert. Allmählich begreife ich, was es heißt, niemandem gefallen zu müssen, niemanden für sich gewinnen zu wollen. Es ist – gerade für Frauen – die größte nur vorstellbare Freiheit! Zudem stelle ich fest, wie Energien frei werden, die früher stets dafür eingesetzt wurden, um bei anderen Menschen anzukommen. Ich habe noch nie zuvor derart lustvoll gearbeitet. Ich war nie zuvor in meinem Leben derart produktiv.

Am besten ist es, einen Katalog von jenen Eigenschaften zu erstellen, die uns bestens vertraut sind und die wir seit Jahren loswerden wollen. Grundsätzlich haben wir ja immer die Möglichkeit, uns zu verändern und zu entwickeln, und das bis ins hohe Alter hinein.

Unser Weg, den wir im Älterwerden gehen können, ist noch in zwei Richtungen hin offen. Die eine führt zum Alterseigensinn, die andere zur Altersmilde. Wir können wählen zwischen Altersgeiz und Großzügigkeit, zwischen einer engherzigen Haltung oder Güte und Toleranz. Ebenso haben wir es in der Hand, in einer erstarrten Sicht stecken zu bleiben oder unseren Blick zu schulen, um weitsichtig die Welt zu erfassen.

Besonders wird die Frage interessant, ob sich unsere unliebsamen Wesenszüge durch das Älterwerden verstärken oder sich allmählich zurückbilden. Wenn wir etwas betriebsblind sind, lassen sich diese Fragen auch mit Menschen bearbeiten, die uns sehr gut kennen, wie z. B. der Partner und die erwachsenen Kinder. Oft werden wir zu hören bekommen, dass unser zwanghaftes Herumnörgeln an anderen beispielsweise in den letzten Jahren ziemlich zugenommen habe, oder dass unsere Unpünktlichkeit so weit gehe, daß ein gemeinsamer Theaterabend völlig unmöglich ist, oder aber dass unsere sture Rechthaberei, unsere Unfähigkeit, auch andere Meinungen gelten zu lassen, jedes Gespräch bereits von vornherein vereitelt.

Eine Konfrontation mit den unliebsamen Charaktereigenschaften bringt uns nur dann weiter, wenn wir sie wie eine Bilanz betrachten. Wir wollen wissen, wie es um uns steht. Sie sollte aber keineswegs den Auftakt zu einer neuen Selbstentwertungsrunde bilden oder zum Anlass werden, uns selbst zu bemitleiden und nochmals die Eltern und die furchtbare Jugend, die mehr als ein halbes Jahrhundert zurückliegt für das Resultat verantwortlich zu machen. Irgendwann sollte Schluss mit den Schuldzuweisungen sein. Spätestens im Alter sind wir für die eigene Biografie zuständig, müssen die Zügel für unseren Lebenswagen selbst in die Hand nehmen und uns für die Richtung, in die wir fahren, verantwortlich fühlen. Wenn wir uns in reiferen Jahren immer noch als Opfer fühlen, uns entsprechend anklagend verhalten und immer andere für unsere Misere anschuldigen, ist dies nicht nur für die eigene Entwicklung hinderlich, sondern wir gehen mit unserem kindischen Verhalten allen auf die Nerven. Wir kennen alle die Reaktion, dass man ältere Menschen meidet, die nur noch herumjammern. Mit gutem Recht. Es macht einfach keinen Spass, sich mit Menschen zu unterhalten, die sich noch immer davor drücken, die Verantwortung für das eigene Leben zu übernehmen.

Wir lernen am Modell des Lebens, dass wir bestimmte

Zyklen durchlaufen, die uns alle an ganz bestimmte Lektionen heranführen. Es ist wie im Märchen: Wenn wir eine Aufgabe lösen, wird der Weg für die nächste Etappe frei.

Älterwerden ist ein Prozess des Reifens und des Erkennens, um irgendwann fähig zu sein, den Weg einzuschlagen, der uns nicht in das wohlbekannte Loch im Gehsteig führt, sondern lehrt, einen anderen Weg zu nehmen und zwar den, der uns zu uns selbst zurückbringt.

XIII

Seven-up

Ich lebe mein Leben in wachsenden Ringen,
die sich über die Dinge ziehn.
Ich werde den letzten vielleicht nicht vollbringen,
aber versuchen will ich ihn.

Rainer Maria Rilke

Die etwas gemächlichere Gangart der reiferen Jahre ist sehr dazu geeignet, inne zu halten und zurück zu schauen. Im Rückblick lassen sich einzelne Lebensstationen sehr viel besser erkennen, wir sehen plötzlich, welche Themen uns immer wieder von Neuem beschäftigten und welche sich im Laufe der Zeit zu Neuen Fragen konstellieren. Ebenso können wir feststellen, wie unsere Wertvorstellungen durch verschiedene Stationen geschleust wurden und zum Teil völlig neue Dimensionen erhielten. Mit 18 sehen wir die Welt mit anderen Augen als mit 58. Wir setzen andere Präferenzen und eifern anderen Idealen nach.

Unsere körperliche, seelische und geistige Entwicklung verläuft zyklisch. In der anthroposophischen Menschenkunde ergeben sich aus dem 7er Zyklus biographische Entwicklungsstufen, die sich anhand der eigenen Geschichte gut verfolgen lassen. Wenn wir unser Leben in Abschnitte von je sieben Jahren einteilen, bekommen wir eine hilfreiche Lebenslandkarte, aus der die Aufgaben und Probleme deutlich werden, die mit den einzelnen Zyklen verbunden sind. Zudem erfahren wir, welche Themen wir zuwenig bearbeitet oder gar völlig außer Acht gelassen haben. Folglich wird uns klar, was noch alles nachträglich zu erledigen ist.

In allen Weltreligionen steht die Zahl sieben als Erfüllung eines rhythmischen Zyklus, als Abschluss und Vollendung einer zyklischen Bewegung. Aus der christlichen Religion wissen wir, dass Gott die Welt in sechs Tagen erschuf und am siebten Tage ausruhte. Und in der Apokalypse des Johannes erfahren wir von sieben Gemeinden, sieben Engeln und sieben Leuchtern. Im Hinduismus gibt es sieben Jahreszeiten, nach der indisch-vedischen Philosophie befinden sich im menschlichen Körper sieben Chakren und bei indischen Hochzeitsritualen werden sieben Schritte ausgeführt. Der gerade geborene Buddha geht sieben Schritte in alle Himmelsrichtungen, seine Mutter stirbt sieben Tage nach seiner Geburt, sieben Jahre sucht er nach dem Heil, siebenmal umschreitet er den Bodhi-Baum, unter dem er die Erleuchtung erlangte. Im Islam werden Gebete siebenmal wiederholt. Die Sieben ist die Zahl der Weltwunder, der Winde, der Wüsten, der Weltmeere und Sternensphären.

Der weibliche Lebensrhythmus zeigt eine ganz besondere Affinität zu dieser Zahl. Ein Mädchen wird in vielen Fällen in zweimal sieben Jahren geschlechtsreif und die Menstruation tritt jeweils nach 28 Tagen, also vier mal sieben Tage, auf. Die Dauer einer Schwangerschaft berechnet man ebenfalls anhand der Sieben, indem zum ersten Tag der letzten Menstruation vierzigmal sieben Tage gezählt werden, um den voraussichtlichen Geburtstermin zu erhalten. Die Frau erlebt im Durchschnitt in sieben mal sieben Jahren die Wechseljahre.

Zyklen bedeuten, dass Altes abgestoßen wird, damit das Neue entstehen kann, es geht um ein ständiges Wachsen und Sterben. Denken wir beispielsweise an unsere Milchzähne, die nach Abschluss des ersten Lebensjahrsiebts ausfallen und Platz machen für die Zähne, die wir als Erwachsene haben und – falls alles gut geht – bis zu unserem Tod haben werden. Es zieht sich wie ein roter Faden durch die ganze Entwicklungsgeschichte hindurch: Solange der Platz von Altem besetzt wird, erhält Werdendes zu wenig Raum und kann nicht richtig gedeihen. Und wenn wir nicht bereit sind, Abgenütztes und Ausgedientes loszulassen, werden unsere Hände nicht frei, um das Neue zu ergreifen. Die folgende Einteilung der Zyklen mit ihren speziellen Aufgaben sind selbstverständlich nicht als absolut zu verstehen, die Grenzen sind fließend und durch die individuelle Lebenssituation geprägt. Denoch kann ein solcher Überblick helfen, sich in der eigenen Biografie besser zu orientieren.

In den ersten sieben Jahren, sind die Bedingungen, die ein Kind für seine Entwicklung braucht, durch die Familie abgedeckt. Es benötigt Liebe und Zuwendung, Resonanz auf sein Dasein, Aufmerksamkeit sowie geregelte Schlafens- und Ernährungszeiten. Alle seine vitalen Kräfte streben danach, den Körper umzuformen. Das geistige Erwachen vollzieht sich durch die breitgefächerte Palette der Sinneseindrücke, die vornehmlich von außen kommen. Etwa mit drei Jahren tritt das erste Ich-Erlebnis auf und das Kind wird von da an erinnerungsfähig.

Mit dem zweiten Lebensjahrsiebt erweitert das Kind seine Erfahrungsgrenzen. Es wird schulreif und aufnahmefähig. Die zuvor für den körperlichen Umwandlungsprozess benötigten Lebenskräfte werden frei und können dafür eingesetzt werden, Wissen aufzunehmen. Lehrpersonen und ihre Weltanschauungen gewinnen eine große Bedeutung für das Kind. Auch die Auseinandersetzung mit anderen Kindern erhält eine wichtige Funktion, weil hier soziales Verhalten eingeübt wird. Um das neunte Lebensjahr herum zieht sich aber das Kind auch stark auf sich selbst zurück und stellt fest, dass es andere Gefühle hat als seine Mitschüler. Das Gefühlsleben erwacht und damit erfährt es ein zweites Ich-Erlebnis.

Noch bevor das Kind in den nächsten Zyklus eintritt,

melden sich mit elf bis zwölf Jahren die ersten Vorboten der Pubertät. Der junge Mensch wird zwischen verschiedenen Kräften hin – und hergerissen. Einerseits wird nun die Welt in Frage gestellt und die Suche nach Idealbildern beginnt. Andererseits erwachen die sexuellen Kräfte, was sich verstärkt in unkontrollierten Gefühlsäußerungen oder aggressiven Verhaltensweisen und Reaktionen zeigt. Dieser Zyklus bringt für Mädchen eine besondere geschlechtsspezifische Problematik. Es hat längst unbewusst aufgenommen, dass die Frau im gesellschaftlichen Kontext eine zwiespältige Rolle spielt. Was die intellektuellen Fähigkeiten von Frauen angeht, so werden sie noch immer unterschätzt und entwertet. Gleichzeitig wird Weiblichkeit als erotisches Stimulans hochgejubelt und als eine wichtige Funktion der Frau dargestellt. Die Konfliktsituation ist für viele Mädchen vorprogrammiert und beginnt oft bereits in der Vorpubertät. So sind die Jahre zwischen 14 und 21 äußerst anspruchsvoll und die weibliche Geschlechtsidentität zu finden ist alles andere als einfach. Der Abschluss der drei ersten Jahrsiebte endet schließlich mit der großen Frage: Wer bin ich eigentlich?

Die Jahre zwischen dem 21. und 28. Lebensjahr können als Wanderjahre bezeichnet werden. Die Ablösung von den Eltern steht an, verschiedene neue Rollen müssen zudem erprobt werden, zudem fallen Ausbildung, Berufswahl, Liebschaften und Partnerschaft, oftmals auch Familiengründung und Elternschaft in diese Zeit. Grundsätzlich ist dieser Zyklus aber durch einen großen Enthusiasmus gekennzeichnet, wir glauben, Berge versetzen zu können, sind davon überzeugt, einen beispielsweise drogenabhängigen Partner mit unserer Liebe retten zu können. Wir glauben an das Unmögliche.

Und erst in den nächsten Jahren landen wir allmählich auf dem Boden der Realität. Und falls wir dazu noch nicht bereit sind, werden wir es im nächsten Zyklus nachholen. Wenn Frauen im Beruf stehen und keine Kinder haben, erklimmen sie in dieser Zeit die höheren Sprossen auf der Karriereleiter. Haben sie Kinder und sind zudem in einem Beruf engagiert, bedeutet das in der Regel eine Dreifachbelastung und damit oftmals eine Überforderung. Während die Frau, die sich ganz der Familie widmet, in dieser Zeit die ersten Anzeichen einer Unzufriedenheit aufgrund intellektueller Unterforderung bewusst wahrnimmt.

Etwa vom 35. bis zum 42. Lebensjahr beginnen wir genauer über unsere Rollen und deren Funktionen nachzudenken. Ich frage mich, ob ich denn wirklich meinen Schwiegereltern gefallen muss? Weshalb muss ich mich freundlich geben, wenn mir zum Heulen zumute ist? Weshalb bin ich aufgrund meiner Geschlechtszugehörigkeit dazu verdammt, den Dreck für die ganze Familie wegzuputzen? Es sind die Jahre, die in uns eine große Sehnsucht nach Echtheit und Wahrhaftigkeit wecken und oft werden wir hin- und hergeschleudert zwischen der Bemühung, sich perfekt anzupassen und dem inneren oppositionellen Aufschrei nach Authentizität, was sich dann nicht selten in einem Gefühl von Orientierungslosigkeit niederschlagen kann.

Dann aber eilen uns die Wechseljahre zu Hilfe, denn zwischen dem 42. und 49. Lebensjahr stehen sie im Mittelpunkt unseres Lebens. Da sich diese Zeit über zweimal sieben Jahre erstreckt – sieben Jahre vor der letzten und nochmals sieben Jahre nach der letzten Menstruation – sind die ersten Anzeichen bereits in dieser Zeit zu erwarten, in einzelnen Fällen gar noch etwas früher. In der Lebensmitte haben die körperlichen Kräfte den Zenit ihrer Leistung erreicht, die Spannkraft und Leistungsfähigkeit der Muskeln und Organe lässt bereits unmerklich nach. Die nächste Phase des Wandels und der Transformation bereitet sich vor.

Um der Beanspruchung durch familiäre und berufliche Aufgaben gerecht zu werden, müssen in vielen Fällen Frauen ihre Begabungen, Fähigkeiten und Talente in den Hintergrund stellen, wo sie Gefahr laufen, in Vergessenheit zu geraten und sich in einer Art Tiefschlaf befinden. Und wenn es uns noch nicht gelungen ist, zwischen dem 35. und dem 42. Lebensjahr mit dem, was in uns schlummert, Kontakt aufzunehmen um es zu leben, dann kommen wir jetzt nicht mehr daran vorbei.

Die Kinder sind bereits größer, vielleicht schon erwachsen, orientieren sich immer stärker nach außen und bereiten sich allmählich vor, das Elternhaus zu verlassen. Sind die Kinder erst einmal ausgezogen, erfahren wir unmittelbar eine Entlastung familiärer Verpflichtungen. Und wenn wir nicht bereits durch die Fragestellung der letzten Jahre eine neue sinngebende Lebensperspektive erarbeitet haben, wird sich das Thema der Selbstverwirklichung nun nochmals in aller Dringlichkeit melden.

Der Entwurf der menschlichen Existenz scheint aber Anderes vorgesehen zu haben, als dass wir im Hafen wie ein ausgedientes Schiff einlaufen, um uns für den Rest unseres Lebens auf der Verschrottung im Hinterdock vertäuen zu lassen. Bevor es uns gelingt, die Schoten fest zu zurren, melden sich die auf der körperlichen Ebene umgewandelten Kräfte und brechen in vielleicht noch nie erlebter Intensität als geistige Aktivität aus und drängen zur Entfaltung. Die Wechseljahre illustrieren bildhaft, wohin die Reise noch gehen soll und bestimmen den Kurs. Sie trommeln zum Auftakt in eine neue, höchst aufregende Zeit, die uns immer näher zu uns selbst bringt. Die neue vorwärts drängende Energie, die uns nun zur Verfügung steht, wird auf der körperlichen Ebene wie ein Schauspiel inszeniert. In der Lebensmitte verändert sich unser Hormonhaushalt. Unser Anteil an männlichen

Hormonen nimmt durch die Umstellung entscheidend zu, und das bedeutet, dass sich bis dahin unbekannte aggressive Impulse in uns zu Wort melden. Da wir in der Regel Aggressionen als zerstörerische Kräfte einstufen – und oft genug haben wir sie auch als solche kennen gelernt – ist es nicht einfach, diesen Begriff zu neutralisieren und uns auf die eigentliche Bedeutung dieses Verhaltens zu besinnen. Genau genommen bezeichnet der Begriff »Aggression« lediglich eine vorwärtsdrängende Kraft, die dafür sorgt, dass Neues entsteht: Im Frühjahr schlagen die Bäume aus, die Knospen brechen auf, das Küken pickt die Schale auf, um an das Licht der Welt zu gelangen. Jedes Kind wird mit einer ungeheuren, nach vorne drängenden Schubkraft durch den Geburtskanal gestoßen. Hildegard von Bingen[6] nennt diese natürliche Lebenskraft einfach »Grünkraft«. Und diese Kraft ist es, die uns ab dem siebten Lebensjahrsiebt in Aufruhr versetzt und dafür sorgt, dass wir aufbrechen. Zudem fordert es uns auf, die Wechseljahre als Auftakt in eine neue Lebensphase zu begreifen.

In unserer Gesellschaft ist es für Frauen nicht einfach, sich mutig auf diese frei gewordene Energie einzulassen, neugierig die neuen Dimensionen einer unendlichen Weite zu erforschen und schwungvoll – mit wehendem Haar! – durch den neu entdeckten Kontinent zu reiten. Wenn Frauen kraftvoll werden und sich ohne zu zögern zu Wort melden mit dem, was ihnen wichtig ist – wenn nötig auch mit entsprechendem Nachdruck – werden sie schnell als hysterische Weiber abgestempelt. In unserer Kultur ernten Männer, die sich laut und bestimmt für ihre Anliegen einsetzen, Applaus, während Frauen Degradierung erfahren. Diese Situation erleichtert es uns nicht gerade, ein gesundes und völlig natürliches Verhältnis zur Grünkraft aufzubauen. Frauen, die es aber nicht wagen, dieser neuen Energie eine Ausdrucksform zu geben, bekommen mit sich selbst Schwierigkeiten, oftmals in einem dramatischen Ausmaß. Die nach außen strebenden aggressiven Impulse werden nach innen gerichtet und enden im klassischen, von ratlosen Ärzten erfundenen Krankheitsbild einer »Wechseljahr-Depression«. Das Bild der Frau, der jede Freude abhanden gekommen ist und die nur noch in den von ihr erwarteten Funktionen lebt, spukt in manchen Frauen auch in der heutigen Zeit noch immer wie ein Schreckgespenst. Welch vitale Kräfte werden da zurückgehalten! Der gesamte Erfahrungsreichtum ist wie in einem dunklen Loch eingesperrt und kann nicht verschenkt werden! Dieser innere Stau ist nur schwer zu ertragen, und da leuchtet es ein, dass viele Frauen ihr Lachen verlieren. Wenn es älteren Frauen aber gelingt, sich auf sich selbst zu besinnen und sie im Kontakt mit ihren Möglichkeiten sind, werden sie einfach nicht mehr bereit sein, das Spiel der ausgedienten Existenz mitzuspielen. Sie werden laut, grenzen sich ab, lernen Nein zu sagen, drücken ihre Wut und ihre Empörung aus und werfen ihre Depressionen ab wie einen alten Ballast. Sie machen sich frei für Neues und wundern sich, dass sie nicht schon längst die Schönheit der Welt in dieser Fülle gesehen und in vollen Zügen genossen haben. Es ist eine Zeit, in der wir uns von der körperlichen Mutterschaft verabschieden und sie auf die Ebene der geistigen Fruchtbarkeit übertragen.

Das nächste Jahrsiebt, also die Zeit zwischen dem 49. und dem 56. Lebensjahr, ist die der Großmutterschaft. Und wenn wir sie über das Leibliche hinaus verstehen, heißt es, dass wir nun aufgrund unseres Alters zur großen Mutter werden, zur universellen Mutter, die die Welt in einem größeren Zusammenhang zu erfassen vermag. Nicht mehr das alleinige Wohlbefinden unserer eigenen Kinder steht für uns im Vordergrund, sondern das Schicksal der Menschheit. Daraus entsteht eine das Leben grundsätzlich bewahrende, fürsorgende, ja sogar segnende Haltung, die uns im höchsten

Maße befähigt, politische Aufgaben wahrzunehmen, um ein Gegengewicht zu ausschließlich profitorientierten Interessen zu gewährleisten.

Der Übergang von der körperlichen zur geistigen Mutterschaft ist für viele Frauen nicht einfach zu vollziehen. Doch ist er notwendig, denn wer seine Kinder nicht rechtzeitig für das Leben freigibt, nistet sich wie eine Zecke in einem fremden Organismus ein, wo sie eigentlich nur Unheil anrichten kann. Und irgendwann, unter Umständen viel später, werden wir meist recht unsanft aus der Mutter-Kind-Beziehung hinausgeworfen und beklagen uns dann, dass unsere Söhne und Töchter nichts mehr von uns wissen wollen. Es gibt Menschen, die rennen ihrer Zeit immer hinterher und besorgen erst heute, was sie bereits gestern hätten erledigen sollen. Selbst wenn es uns gelang, uns in jüngeren Jahren noch einigermaßen gut über die Runden und damit über die anstehenden Themen zu mogeln, so wird es mit zunehmendem Alter immer schwieriger, die Aufgaben, die die Entwicklung stellt, zu erledigen, zumal ihre Lösungen nicht gerade einfacher werden. Mit 50 Jahren fällt es uns leichter, die Kinder ihrem eigenen Leben zu übergeben. Vor uns liegt noch eine Zukunft, die gestaltet werden will. Wenn wir aber bereits 60 oder noch älter sind und sich die erwachsenen Kinder von uns vehement lösen, trifft uns diese Trennung um einiges härter und wir fühlen uns auch recht allein und im Stich gelassen.

Der Zeitraum zwischen 56 und 63 ist ebenso anspruchsvoll, denn hier heißt es: Soll meine zukünftige Orientierung die Vergangenheit sein, soll ich mich zu den Alterslosen, den Junggebliebenen zählen oder will ich bewusst in der Gegenwart leben und mich zu meinem Alter bekennen? Wenn wir äußerlich eher jugendlich wirken – und wahrscheinlich legen die meisten sogar größten Wert darauf – ist die Versuchung besonders groß, den Blick rückwärts zu richten.

Es kann sogar sein, dass sich erst jetzt – etwas verspätet – die sich aufbäumende Energie aus den Wechseljahren meldet und zum Zug kommt, wir sie aber irrtümlicherweise für einen Ausdruck unserer jugendlichen Vitalität halten. Deshalb ist es wichtig zu verstehen, dass sich diese neue Kraft auf die geistige Potenz zentrieren muss und nicht etwa zum Anlass wird, das äußere Erscheinungsbild nochmals so richtig aufzumöbeln. Damit würden wir uns eher der Lächerlichkeit preisgeben und darüber hinaus auch noch selbst dafür sorgen, dass unsere beste Kraft verschwendet wird.

Wir sollten uns darüber im Klaren sein: Diese Jahre sind Bekenntnisjahre! Wir sagen Ja, zu unserer Erfahrung, zu unserem Wissen und zu unserem inneren Reichtum. Jedes Manöver, sein Alter vertuschen zu wollen, ist ein demütigender Versuch, sich selbst auf eine schwächere geistige Frequenz herunter zu drosseln. Die innere Leuchtkraft, mit der wir unser körperliches Dasein durchdringen, entwickelt sich in diesen Jahren immer stärker. Die geistige Spannkraft und Dynamik wird mit dem Älterwerden intensiver, wir überblicken einen immer größeren Erfahrungszeitraum und sind dadurch in der Lage, wie aus einer Vogelperspektive Signaturen unserer Zeit besser zu erkennen.

Ziehen wir nun eine Zwischenbilanz: Es gibt für die meisten Menschen nicht ein einziges Ziel, sondern mehrere. Und manchmal stellen wir fest, dass sie in einem spannungsgeladenen Widerspruch zueinander stehen. Wir wollen vielleicht würdig altern und gleichzeitig blättern wir im Modekatalog und liebäugeln mit dem durchsichtigen, tief dekolletierten Glitzerabendkleid oder schauen sehnsüchtig nach dem pinkfarbenen mit Strasssteinchen besetzten Büstierkleid. Wir streben danach, endlich gehört zu werden und Streit zu wagen und gleichzeitig zieht es uns in versöhnlichere Gefilde und wir wollen nur eines: Harmonie und Frieden. Eine ungünstige

Variante ist es, wenn wir uns nur für den einen Pol entscheiden und den andern ganz verwerfen. Wir können sicher sein, dass sich der abgeschobene, ausgegrenzte Aspekt wieder durch die Hintertüre hereinschleicht.

Um unsere persönliche Bilanz zu ziehen, ist es notwendig, uns zu fragen, wie es denn eigentlich um unsere geistige Fruchtbarkeit steht. Darunter ist alles, was mit der Umsetzung einer gedanklichen Aktivität, einer Idee zu tun hat, zu verstehen. Ob wir uns in einem sozialen, oder kulturellen Projekt engagieren oder uns in einer anderen Weise für die Menschheit nützlich machen, spielt keine Rolle. Ebenso kann sich geistige Fruchtbarkeit in einem Prozess eines eigenen Schulungsweges zeigen. Wir ziehen uns ganz in uns zurück und tasten uns zu den innersten Quellen vor.

Im Laufe des Älterwerdens treten die eigene Person und die individuell angestrebten Pläne stärker in den Hintergrund, während sich die frei gewordene geistige Energie auf überpersönliche Ziele richtet. In dem Zyklus zwischen 56 und 63 zeigt es sich, ob wir unsere einst angestrebten Ziele vernachlässigt haben. Vielleicht hatten wir uns gewünscht, dass die Welt auf uns aufmerksam wird, wir wollten bekannt oder gar berühmt werden, und wahrscheinlich strebten wir auch danach, über viel oder doch wenigstens ausreichend Geld zu verfügen. Und wenn wir nun feststellen, dass wir das, was uns früher besonders am Herzen lag, zu wenig berücksichtigten, müssen wir eben noch nachholen, was wir versäumten. Gerade bei Frauen lässt sich feststellen, dass sich nochmals eine geballte Ladung von aufbäumender Kraft in reiferen Jahren auf die Verwirklichung eigener Ziele konzentriert. Im künstlerisch kreativen Bereich ist der große Durchbruch in späteren Jahren schon eher die Regel als eine Ausnahme.

Zugleich sollten wir uns gerade in diesem Lebensabschnitt die Frage stellen, was wir dazu beitragen, damit es den Menschen auf dieser Welt besser geht. Es kann nicht zum ausschließlichen Sinn des Lebens gehören, sich im kommenden Rentenalter in einem Bus durch blühende Landschaften karren zu lassen und sich an der schönen Welt zu freuen, ohne sich gleichzeitig zu fragen: Wie kann ich mitwirken, dass uns diese Welt erhalten bleibt?

Auch sollten wir uns vor Augen halten, wie und in welchen Bereichen wir unsere Fähigkeiten und Begabungen umgesetzt haben. Frauen, die noch immer nicht ihre Talente nutzen, dürfen sich nicht darüber wundern, wenn sie eines Tages wie ausgeplündert dastehen. Wer Geschenke nicht würdigt und pflegt, dem werden sie wieder genommen. Wer also mit einer wunderschönen Stimme ausstaffiert wurde, muss singen, muss laut singen, bis sich die Balken biegen, sich der Himmel weit aufreißt und der liebe Gott vor Vergnügen und Wohlgefallen zu tanzen beginnt. Oft tragen wir schlafende Begabungen in uns, die wir in unserem Alltagskampf nicht entwickeln konnten und nun liegen sie irgendwo narkotisiert auf dem Speicher. Jetzt ist es Zeit, mal nachzuschauen, wohin sie sich zurückgezogen haben, und es ist sicher nicht schlecht, ihnen einfach mal einen Eimer kaltes Wasser über zu gießen, damit sie aufwachen. Wenn wir ein halbes Leben damit verbracht haben, uns anzupassen, das zu sein, was man von uns erwartete, dann wissen wir vielleicht nicht einmal, wo wir nach diesen Talenten suchen müssen. Wenn wir uns aber die Frage stellen, welche Vorlieben wir schon als Kind hatten, dann melden sich plötzlich die alten vergessenen Lieblingsaktivitäten wieder.

Gerade bei der Beschäftigung mit dieser Frage kann es sein, dass wir vielleicht vor Trauer weinen möchten, vor Wut aufjaulen oder vor Schmerz schreien. Es ist nicht einfach, auf einmal erkennen zu müssen, dass wir unsere ganze Aufmerksamkeit darauf gerichtet haben, andere bei der Erreichung ihrer Ziele zu unterstützen. Es schmerzt zu sehen, dass wir sehr viel mehr Zeit und Aufmerksamkeit in die Pflege anderer Gärten investiert haben, während in unserem eigenen alles mit Unkraut überwuchert ist. Aber vielleicht entdecken wir unter all den heruntergebrochenen Ästen und verwelkten Blättern winzige Schneeglöckchen oder zwischen hohen aufgeschossenen Farnkrautblättern einige zitronengelbe Primeln. Dann wissen wir: Der Boden ist gut. Und nun liegt es an uns, den Unrat auszumisten und Raum zu schaffen, damit alles wieder sprießen kann, was wachsen will.

Daraus ergibt sich bereits die nächste Frage: Ist es mir gelungen, alles, was ich nicht mehr brauche, über Bord zu werfen? Da geht es zuerst einmal um die eigene Biografie. Bin ich noch immer ein kleines Mädchen, das bestimmte Sätze gespeichert hat, die mir von meinen Eltern oder Lehrpersonen eingetrichtert worden sind, und das sich noch immer brav danach richtet, lebt und handelt? Glaube ich noch immer, was mir prophezeit worden ist, dass ich zu dumm bin, um selbst zu denken, dass ich zwei linke Hände habe und deshalb immer jemanden brauche, der für mich sorgt, dass ich unkreativ bin und mich deshalb gut eigne, einem tüchtigen Mann zu zu dienen und ihm den Rücken frei zu halten? Wenn ich es bis jetzt versäumt habe, die alten Spielverderber, diese mir das Leben vermiesenden Sätze rauszuschmeißen, wird es nun höchste Zeit, einen großen Hausputz zu machen. Am besten erfahren wir, mit welchen Hypotheken unser Selbstbild belastet ist, wenn wir beginnen, uns selbst aufmerksam zuzuhören. Immer wenn wir Ausreden benützen, um logisch begründen zu wollen, weshalb wir etwas nicht getan haben, erfahren wir mehr über jene eingetrichterten Sätze. Und da lohnt es durchaus, in die Vergangenheit zurück zu schauen. Vielleicht lassen sich sogar bestimmte Gedankenmuster noch deutlicher erkennen: Weil ich nicht über ausreichend Kompetenzen verfügte, blieb ich lieber über Jahrzehnte die zuverlässige Sekretärin eines Chefs, als selbst Chefin zu werden. Weil ich eine schlechte Jugend hatte, konnte ich mich nicht entwickeln, mich schulen, wie ich mir das gewünscht hätte. Weil ich nicht öffentlich vor großem Publikum reden konnte und vor Lampenfieber umgekommen wäre, stellte ich mich nie für ein politisches Amt zur Wahl.

Es ist nicht unbedingt angenehm festzustellen, dass wir all diesen Unsinn geglaubt haben, den man uns eingeredet hatte, und es fühlt sich vielleicht so an, wie wenn wir uns noch immer selbst auf den Leim gingen. Als ob wir um alles in der Welt daran festhalten wollten, dass der Storch die Babys bringt, das Christkind am Heiligen Abend die Geschenke unter den Weihnachtsbaum legt, und der schwarze Mann nachts die unfolgsamen Kinder einsammelt und verspeist. Aber irgendwann sollten wir den Mut aufbringen und uns zur Wahrheit bekennen. Auch wenn es schmerzt.

Und die jetzt schon wieder eine Ausrede bereit hält und sich entschuldigen möchte: Ach, warum soll ich damit noch in meinem Alter anfangen! dokumentiert mit dieser Haltung, dass sie sich auch noch den Bären aufbinden lässt, ältere Menschen könnten sich nicht mehr verändern. Das hört sich an, als würden wir entscheiden, es lohne sich nicht mehr, das Dach neu abzudichten, kaputte Fenster zu ersetzen, die Waschmaschine zu reparieren! Heißt dies etwa, dass wir die nächsten zwanzig, dreißig oder gar vierzig Jahre alles mit der Hand waschen wollen, während es uns auf den Kopf tropft und der Wind durch die Ritzen pfeift?

Alte Glaubenssätze über Bord zu werfen, erleichtert uns immer, gleich welchen Alters wir sind. Und es ist schon einmal ein guter Anfang, sein Leben endlich in die eigene Hand zu nehmen.

Nun könnten wir uns auch mit dem Problem beschäftigen,

ob wir im Umgang mit unserem Körper ebenfalls einige längst fällige Korrekturen anbringen wollen. Was trage ich da noch für Vorstellungen im Kopf herum, wie ich mich äußerlich zur Darstellung bringe? Da genügt ein kurzer Blick in meine Garderobe. Entspricht sie meinem Alter? Oder glitzert zwischen den wollweißen Seidenblusen noch ein Outfit im neoschwefelgrünen Disco-Look, vielleicht gar eine oder zwei Nummern zu klein? Entsprechen die Kleidungsstücke eher einer Zwanzig- bis Dreißigjährigen als einer Fünfzig- bis Sechzigjährigen? Und weil wir immer noch hoffen, irgendwann doch noch hinein zu passen, trennen wir uns nicht davon. Ich weiß, wovon ich rede. Auch beim Schuhkauf ertappe ich mich immer wieder dabei, wie ich noch nach einem alten Muster vorgehe und mir irgendwelche Albernheiten kaufe, in denen ich weder gehen noch stehen kann. In meinem Schuhschrank habe ich deshalb zwei Abteilungen eingerichtet, die eine für bequeme, die andere für unbequeme Schuhe. Von Zeit zu Zeit werden die ungebrauchten konsequent entsorgt.

Und wenn wir gerade dabei sind, überprüfen wir auch noch unser Kosmetiklabor und werfen alles, was nicht in das Badezimmer einer reiferen Frau gehört, hinaus – oder verschenken es. Es ist Zeit, sich von den chemischen und mechanischen Hoffnungsträgern zu verabschieden, wie zum Beispiel von jenen Produkten, die versprechen, Wimpern und Fingernägel zu verlängern, Hals und Dekolleté zu straffen, den Busen der Schwerkraft zu entreißen und die Orangenhaut an den Oberschenkeln für immer zu vertreiben. Auch wäre es an der Zeit, die aufbauschenden Lipgloss-Varianten und die Farbsortimente zur Lidbemalung auf ein überblickbares Ausmaß zu reduzieren. Wir können sicher sein, ab einem gewissen Alter kommen wir mit sehr viel weniger zurecht – darüber hinaus bemerkt es ohnehin keiner mehr.

Die nächste Frage jagt uns auf direktem Weg auf eine Gratwanderung, die lautet: Unterstütze ich andere Frauen wo immer möglich? Vielleicht bin ich selbst erst am Anfang, so richtig loszulegen, die frei gewordenen Energien für meine persönlichen Pläne einzusetzen. Möglicherweise bin ich gerade dabei, erste Erfolge zu verbuchen und möchte nun alles daran setzen, weiter zu kommen. Aber genau dann, wenn es uns gelingt, unsere eigenen Begabungen und Fähigkeiten umzusetzen, geht es auch darum, andere zu fördern, jüngere Frauen bei ihren Aktivitäten beratend zu begleiten, sie zu coachen. Zudem ist es eine gute Vorbereitung für die spätere Phase, wenn wir einmal selbst nicht mehr aktiv sind, und dann gezielt unseren Erfahrungsreichtum anderen Frauen zur Verfügung stellen können.

Auch wird es endlich Zeit, die eigenen Vorurteile gegenüber anderen Frauen fallen zu lassen, damit der innere Raum frei wird, für eine wohlwollende Gesinnung. Falls ich noch immer das Muster in meinem Kopf herumtrage, dass ich Frauen nicht mag, schließlich sind sie intrigant, streitsüchtig, missgünstig und neidisch, dann ist es höchste Zeit, mit diesen Klischees aufzuräumen. Wer andere Frauen pauschal ablehnt, kann sich selbst auch nicht ausstehen. Wenn es uns nicht gelingt, uns vor allem im fortgesetzten Alter mit anderen Frauen anzufreunden, ist es, wie wenn wir freiwillig auf das Salz in der Suppe verzichteten. Zudem wissen wir, Frauen werden älter als Männer, deshalb schrumpfen im Alter die Möglichkeiten, Beziehungen mit Männern zu haben.

Für die Vernetzung begabter Frauen – vor allem auch der jüngeren – einen Blick zu haben, sich ihnen zuzuwenden, ist ein wichtiger Beitrag, den gerade die ältere Frau hervorragend leisten kann. Da ist eine junge intelligente Rechtsanwältin, eine tüchtige Zahnärztin, eine kompetente Journalistin, eine engagierte und kreative Wirtschaftsfrau, ihnen allen kann ich den Steigbügel halten, damit sie weiterkommen. Und wenn ich über ausreichende Geldmittel verfüge, kann ich darüber hinaus auch Bildungsprojekte für Frauen finanziell unterstützen. Übrigens sind wir in der Menschheitsgeschichte an einem interessanten Wendepunkt angekommen. In den nächsten Jahren werden immer mehr Frauen, vor allem in den älteren Jahrgängen, durch eine Erbschaft in den Besitz von eigenem Kapital gelangen. Noch vor wenigen Jahrzehnten wurde das Erbe, das einer Frau gehörte, von ihrem Ehemann verwaltet, und sie hatte darüber kein Verfügungsrecht. Und nochmal einige Jahrzehnte zurück war eine Frau nicht einmal erbfähig, da sie im Status der Geschlechtsvormundschaft gehalten wurde. Diese Veränderung sollten wir Frauen Ernst nehmen und mithelfen, das Steuer weiter herumzureißen, damit immer mehr Frauen in sämtlichen oberen Führungsetagen anzutreffen sind. Wer über eigenes Kapital verfügt, sollte es intelligent zu Gunsten der Frauen nützen.

Vor einigen Jahren gründete ich zusammen mit einigen anderen Frauen einen Bildungsfonds für Frauen.[7] Dank großzügiger Spenden Einzelner konnten wir bereits einige Frauen dahingehend unterstützen, dass sie gemäß ihren Begabungen gezielt geschult wurden.

Es gibt also noch viel zu tun! Das Älterwerden bringt eine Fülle von neuen und wichtigen Aufgaben mit sich, die es zu realisieren gilt. Einmal in Bezug auf unsere persönliche Entwicklung, zum anderen aber auf ein grundsätzliches Vorankommen, bei dem es darum geht, an der Erhaltung dieser Welt mitzuwirken. Also: Packen wir es an!

XIV

Mit allen Sinnen

> Ich kreise um Gott, um den uralten Turm,
> und ich kreise jahrtausendelang;
> und ich weiß nicht: bin ich ein Falke, ein Sturm
> oder ein großer Gesang.
>
> *Rainer Maria Rilke*

In jungen Jahren fragen wir uns: Was will ich vom Leben? Doch werden wir im Laufe unseres Daseins durch die zahlreichen unerfüllt gebliebenen Wünsche allmählich darauf vorbereitet, uns zu überlegen, was denn das Leben von uns will. Manchmal braucht es allerdings einige durchweinte Nächte, um zu begreifen, dass ich nicht auf dieser Welt bin, um mich auf einer Lustwiese zu vergnügen, sondern um meinen Beitrag, zusammen mit allen anderen, für die Menschheit zu leisten. Und wenn es uns gelingt, unsere Aufgabe zu erkennen und all unsere Kraft einzusetzen, um sie nicht nur mittelmäßig, sondern hervorragend zu erfüllen, beschert uns ein solches Engagement derart viel Freude, dass wir plötzlich den Eindruck gewinnen, aus dem Vollen zu schöpfen. Daraus kann sich eine große Befriedigung, ja sogar eine Dankbarkeit entwickeln, und wir haben dann vielleicht das Gefühl, uns nicht gerade auf einer Spielwiese, aber doch auf einem üppigen Weideland zu befinden.

Um jenen Verpflichtungen, die das Leben uns stellt, welcher Art auch immer, möglichst gut nachzukommen, ist es unverzichtbar, alle Fähigkeiten und Talente zu entfalten und einzusetzen. Gerade wenn im Alter auch noch der ganze Erfahrungsreichtum eines langen Lebens hinzu kommt, ist die Ernte besonders groß und die Möglichkeiten sind vielfältig, einen eigenen Teil zur Erhaltung unserer Welt beizutragen.

Es ist grundsätzlich falsch, wenn behauptet wird, dass ältere Menschen infolge eines altersbedingten Abbaus der Gehirnzellen dümmer werden. Es gibt immer mehr Untersuchungen, die das Gegenteil beweisen, ja sogar belegen, dass es in einigen Bereichen zu einer Steigerung der Denkleistung kommt. Wir können also die Bedenken, dass wir mit dem Älterwerden unsere Denkfähigkeit einbüßen, beiseite legen. Alle Indizien sprechen dafür, dass sich im Alter die intellektuelle Leistungsfähigkeit erhöht und nicht einer schicksalhaften Verarmung anheim fällt. Auch die Altersforscherin Ursula Lehr[8] wies bereits vor Jahrzehnten in ihren Arbeiten immer wieder darauf hin, dass es sich im Alter nicht um einen Leistungsabbau, sondern um einen Leistungsumbau handelt.

Was aber geschieht denn mit uns, wenn wir nun also trotz der konstanten Beibehaltung oder gar Steigerung unserer intellektuellen Potenz feststellen müssen, dass unsere Konzentrationsfähigkeit allmählich nachlässt? Wer über ein »schlechtes Gedächtnis« klagt, meint wohl eher ein Nachlassen der Merkfähigkeit im Kurzzeitgedächtnis mit einer Speicherzeit von 6–25 Sekunden. Das psychologische Modell des Vergessens hilft uns da schneller auf die Sprünge: Wir vergessen das, was uns nicht besonders interessiert, alles aber, was wir als besonders bedeutungsvoll erachten, hat eine größere Chance, in unserer Erinnerung wach zu bleiben. Ferner ist bekannt, daß die Hirnfunktionen durch ständige Übung erhalten werden. Es gibt Methoden, die den Stoffwechsel im Stammhirn messen und die Wirkung eines Gehirntrainings belegen. Die Computerauswertung zeigt, dass bei einer intellektuellen Tätigkeit der Stoffwechsel im Gehirn deutlich verbessert wird. Ein regelmäßig durchgeführtes Gerhirnjogging macht nicht nur

Spass, sondern beugt der schädlichen Unterforderung des Hirns vor. Wenn wir uns also von der Vorstellung leiten lassen, dass wir ab einem bestimmten Alter ohnehin nichts mehr zu melden haben, beeinflussen wir uns selbst mit unserer Einstellung auf ungünstigste Weise. Denn mit dieser Annahme lassen wir unser Hirn vor sich hindümpeln, glänzen durch Nichtteilnahme an geistigen, kulturellen und intellektuellen Auseinandersetzungen und wundern uns, wenn uns irgendwann nichts mehr einfallen will. Konzentrationsmangel sollte deshalb vielmehr als Zeichen einer Unterforderung als einer Überforderung verstanden werden. Der beste Motor, der uns geistig rege und wach hält, ist ein grundsätzliches Interesse am Leben und an den Menschen.

Der älteren Generation fällt die wichtige Aufgabe zu, dafür zu sorgen, dass gesellschaftlich relevantes Wissen geschützt und an Jüngere weitergegeben werden kann. In der Betriebswirtschaft gibt es dafür den Ausdruck des »Knowledge-Managements«[9]. Hier wurde erkannt, wie groß die Gefahr ist, wenn altes Wissen verloren geht, ist es doch für die Weiterentwicklung des Lebens von ganz entscheidender Bedeutung.

Ebenso sollte uns die Tatsache zum Umdenken anregen, dass es immer mehr ältere als jüngere Menschen gibt. Und diese Tendenz wird sich sogar noch verstärken. Ältere Menschen bilden in unserer Gesellschaft keine Minderheit mehr, was auch als Chance zur Erhaltung unserer Welt verstanden werden kann. Da Frauen eine längere Lebenserwartung als Männer haben, wird die große Mehrzahl der über 65-Jährigen aus Frauen bestehen. Es wird also so etwas wie eine Mehrheit von alternden Frauen geben, und allein dieser Tatbestand sollte unser Selbstbewusstsein stärken. Nun liegt es an uns, dem Klischee von den vertrottelten alten Mütterchen endgültig den Todesstoß zu versetzen und dafür zu sorgen, dass ein neues Bild über alte Frauen entsteht, nämlich eines, das gezeichnet ist von

Klugheit, Lebenserfahrung und der Bereitschaft, überall mitzudenken, mitzureden, mitzuentscheiden, Verantwortung zu übernehmen und an der Macht zu partizipieren.

Da wir aber Macht weitgehend im negativen Kontext als männliche Macht erlebt haben, die sehr oft mit Missbrauch und Gewalt verknüpft wurde, ist es wichtig, sich einen neuen Zugang zu diesem Begriff zu verschaffen. Es geht vor allem darum, Macht im Sinne von Machen, Entscheiden und Handeln zu verstehen. Stellen wir uns vor, dass Macht tatsächlich dafür eingesetzt werden würde, um das Wohl der Lebewesen zu sichern und die Welt für unsere Nachkommen unversehrt zu erhalten – dieser Begriff erhielte eine völlig neue Qualität.

Die Wirtschaft hat übrigens die Älteren längst als finanzstarke Zielgruppe erkannt. In den nächsten Jahren ist deshalb noch eine viel deutlichere Umorientierung in der Werbung zu erwarten, die präzise auf die Bedürfnisse älterer Menschen zugeschnitten ist. Doch kann die Aufgabe von uns Älteren nicht darin bestehen, immer mehr zu konsumieren, sondern wir sollten uns dafür einsetzen, dass sich die Menschheit das Wissen früherer Generationen wieder zu Nutze macht. Es versteht sich von selbst, dass ein solcher Einsatz nichts mit einer netten Beschäftigungstherapie für Alte, die einen idyllischen Lebensabend haben wollen, zu tun hat, sondern vor allem eine dringende Notwendigkeit ist. Allein durch unsere Mehrheit hätten wir ja die Macht, die gesamte Politik aus den Angeln zu heben und weitgehend die Richtung zu bestimmen, die wir aus unserem Erfahrungshintergrund für richtig halten. Schließlich hat die patriarchale Struktur dafür gesorgt, dass unsere Welt beinahe zerstört wurde. Wir sitzen auf einer tickenden Bombe und können nur hoffen, dass nicht irgendein Machtbesessener auf die Idee kommt, sich in seinem Größenwahn für den absoluten Herrscher zu halten und die ganze Menschheit in die Luft zu sprengen.

Die Möglichkeit, auf die Geschehnisse Einfluss zu nehmen, ist da. Seit der Gleichberechtigung und aufgrund der Überzahl von uns Frauen, hätten wir längst entscheidend eingreifen können. Die Frage, weshalb wir uns dennoch so zurückhalten, ist durchaus berechtigt. Viele Frauen stellen sich noch immer schützend vor das Patriarchat, wählen für politische Ämter lieber Männer statt Frauen. Dies hat mehrere Gründe. Einmal wollen sich Frauen lieber der Illusion hingeben, sich zu den Gewinnern in unserer Gesellschaft als zu den Verliererinnen zählen zu können. Zum anderen wollen sie sich gut mit den Männern stellen, schließlich weiß man ja nie, was kommt. Und drittens sind viele Frauen derart abhängig von der Gunst des Mannes, auch wenn dies lediglich subjektiv ist, dass sie niemals wagen würden, sich von ihm abzuwenden. Wenn sich junge Frauen mit Männern solidarisieren, leuchtet es noch ein. Die Angst ist zu groß, sich ihre Zuwendung zu verscherzen. Und wenn junge Frauen ihr Selbstwertgefühl aus der Resonanz, die sie bei Männern hervorrufen, beziehen, werden sie sich hüten, den Ast, auf dem sie sitzen, selbst abzusägen. Wenn wir dies aber im fortgesetzten Alter immer noch tun, gibt es dafür keine realen Gründe mehr. Schließlich ist die Zeit, uns über die Huld eines Mannes einen bevorzugten Platz zu ergattern, längst vorbei. Wem wollen wir denn noch gefallen? Wen wollen wir noch für uns einnehmen? Wem wollen wir noch in irgend einer Weise imponieren? Wenn wir das begriffen haben, wachsen uns Flügel! Es ist die größte nur vorstellbare Freiheit, nicht mehr gefallen zu »müssen«. Wenn immer mehr ältere Frauen zu ihren Meinungen öffentlich stehen, sprechen sie stellvertretend das aus, was auch jüngere denken, aber nicht zu sagen wagen. Als ich diese neue Freiheit für mich entdeckte, wurde mir plötzlich klar, dass Felix sie sich längst erobert hatte, nein, sie war ihm einfach zugefallen. Als Mann hatte er schließlich nie Probleme, sich über alles frei zu äußern, ungeachtet der Reaktionen.

Freiheit hat immer auch etwas damit zu tun, sich nicht mehr hinter einem Schutzschild zu verbergen. Mit zunehmendem Alter können wir ruhig mehr riskieren, unbequem werden und uns sagen: Ich will nicht mehr gefallen, ich will mich um Wahrhaftigkeit und Authentizität bemühen und im Einklang mit meinen Aufgaben leben. Das bedeutet in meinem Fall, das Wagnis einzugehen, auch Frauen zu enttäuschen, nicht ihren Vorstellungen zu entsprechen. Zum Beispiel haben neue Teilnehmerinnen an meinem Frauenseminar meist eine bestimmte Vorstellung von mir. Oft werde ich auf einen Sockel gehoben – was übrigens alles andere als angenehm ist! – und mit all den Eigenschaften ausgestattet, die sie sich von mir wünschen. Mit dem von ihnen persönlich gepinselten Bild habe ich meistens nicht viel zu tun, die Teilnehmerinnen haben es gemalt, nicht ich. Wenn ich ihrer Vorstellung aber nicht entspreche, werde ich kurzerhand vom Sockel heruntergestoßen und gelegentlich gar mit heftiger Kritik überschüttet.

Es kann sogar vorkommen, dass ich von einer besonders engagierten Männervertreterin der Männerfeindlichkeit bezichtigt werde.

Wer ausgerechnet mich aussucht, um das Wort Männerfeindlichkeit loszuwerden, sollte vielleicht nochmals über die eigenen Bewertungskriterien nachdenken und die persönlichen Reaktionen überprüfen. Wenn beispielsweise Frauen von anderen Frauen als Tussis, dumme Blondinen, sexbesessene Rothaarige bezeichnet werden, sind dies zweifellos schwerwiegende Äußerungen. Und wenn unwidersprochen solche Bekundungen einfach hingenommen werden, deutet dieses Verhalten auf eine ausgesprochen feindliche und frauenverachtende Einstellung hin.

Es macht durchaus Sinn, dass wir in unserer Kultur einen Kinderschutz betreiben, dass es Frauenhäuser gibt und schließlich auch, dass es einen Tierschutz gibt, dies sogar als Gesetz verankert: Wer Tiere quält, macht sich strafbar. Aber dass sich Frauen immer noch stark machen, um sich als Männerschützerinnen aufzuspielen, ist völlig überflüssig. Männern ist es bestens gelungen, alle ihre Anliegen und Vorrechte zu schützen, das sollten doch vor allem wir älteren Frauen längst begriffen haben.

Es kann aber doch gelegentlich vorkommen, dass der Vorwurf, ich sei männerfeindlich, nicht spurlos an mir vorbei zieht, sondern mich schmerzlich trifft. Mit dem Älterwerden habe ich aber in mir eine Möglichkeit entdeckt, damit umzugehen und daraus eine Perspektive entwickelt, die mich aus der Betroffenheit hinausführt. In solchen Momenten sage ich dann im Stillen zu mir: Schwester, auch diese Kritik wird mich nicht daran hindern, dass ich dir wohlgesonnen bleibe. Dabei entstehen in mir völlig neue Gefühle der Zuneigung, die weit über das Persönliche hinausreichen. Vielleicht ist es eine Liebesfähigkeit, die einem allmählich erst mit den Jahren zugänglich wird. Ich kann mich erinnern, dass ich mit 42 Jahren die ersten Seminare zum Thema Wechseljahre durchführte. Es kamen viele Frauen und es wurden mit der Zeit immer mehr. Und ich beobachtete, wie ich zunächst die Frauen in sympathische und unsympathische einteilte. Zuerst war in jedem Kurs ungefähr ein Fünftel Frauen, denen mein Herz nicht uneingeschränkt zuflog. Im Laufe meiner Tätigkeit stellte ich fest, dass es immer weniger wurden. Und lange dachte ich: Es kommen in meine Seminare einfach wirklich nur die tollen, neugierigen und sympathischen Frauen, bis ich feststellte, dass es nicht an ihnen, sondern an mir lag, denn meine Wahrnehmung hatte sich verändert. Und heute ist das Interesse an jeder Frau derart groß, dass ich geradezu vergesse, mich zu fragen, welche ich weniger und welche ich mehr mag. Diese Haltung, anderen Frauen grundsätzlich wohlgesonnen zu begegnen, löst bei mir Erinnerungen an meine

Kindheit aus, als ich mich mit meiner Mutter in kleinen Zeitoasen wie in einem Paradies fühlte. Sie war Fabrikarbeiterin und ernährte mit ihrer Arbeit die ganze Familie. Mein Vater war bei meiner Geburt bereits 64, ohne Rente und Vermögen. Am Wochenende putzte sie und erledigte die Wäsche. Abends brachte sie noch Heimarbeit nach Hause. Nach dem Nachtessen arbeitete sie an der Nähmaschine, ich saß bei ihr und schnitt die Fäden ab. Dabei redeten wir, ich erzählte ihr alles, was mich bewegte und es entstand ein unbeschreibliches Wohlgefühl eines gegenseitigen Einverständnisses. Diese Art der Gemeinsamkeit entsteht immer wieder neu, wenn ich mit Frauen zusammen bin und wir beispielsweise an Projekten arbeiten und uns gegenseitig inspirieren. Und wenn mir vorübergehend diese Lebensqualität abhanden kommen sollte, weil ich in den Kreislauf eigener feindseliger Gedanken hineingeraten bin, dann fühlt es sich wie in einem Gefängnis an und ich will so schnell wie möglich aus dieser leidvollen Situation wieder hinaus.

Auf der einen Seite beschert uns das Älterwerden mehr Gelassenheit und Vertrauen in das Leben. Andererseits aber wird die Wahrnehmung innerer Vorgänge präziser, und wir erkennen sehr viel schneller, wenn wir Gefahr laufen, aus unserer Mitte abzurücken. Die Zukunft wird kleiner, und wenn es uns gelingt, nicht ständig in Vergangenem hängen zu bleiben, werden die Ereignisse, die sich in der Gegenwart ereignen, viel stärker empfunden.

Diese Veränderung zeigt sich auch ganz besonders in der Möglichkeit, mit welcher Intensität wir Älteren Sinnlichkeit in der Partnerbeziehung erleben können. Dabei ist Sexualität nur einer der vielen anderen sinnlichen Bereiche. Sexualität ist eine Energie, die uns in jungen Jahren beflügelt. Sie wirkt zunächst wie ein Motor, der uns ankurbelt, uns auf Trab hält, uns in die Welt aufbrechen und suchen lässt oder uns sogar in das Ungewisse hinausschleudert. In späteren Jahren verfeinert sich die ursprüngliche sexuelle Energie in einen Strom des Wohlwollens und der Fürsorge füreinander. Ob wir sexuell aktiv sind oder anderen sinnlichen Erlebnisweisen den Vorzug geben, ist nicht mehr die zentrale Frage. Im Älterwerden ist es durchaus möglich, dass nicht mehr leidenschaftliches Begehren im Vordergrund steht, sondern das Bedürfnis nach Zärtlichkeit und seelischer Intimität an Bedeutung gewinnt. So kann sich auch die Beziehung mit den Jahren verändern und reifen. Aus Liebespartnern werden allmählich Herzensfreunde, die nicht mehr Liebe machen müssen, weil sie Liebende geworden sind. Und aus dieser Erfahrung keimt dann vielleicht die Idee einer allumfassenden überpersönlichen Liebe, die alle Lebewesen einzuschließen vermag.

Ob wir sexuell noch aktiv sind oder uns stärker auf andere sinnliche Bereiche konzentrieren ist völlig unbedeutend. Wichtig aber ist, dass es uns gelingt, für uns eine umfassende Sinnlichkeit zu erschließen, denn sie führt uns auf direktem Weg zum Ausgangspunkt zurück. Ich denke da an das Zurückgewinnen jener Fähigkeiten, wie wir sie als Kinder einst besaßen. Welches Glücksgefühl durchströmte unsere Herzen, wenn wir uns mit den ersten warmen Frühlingstagen aus den einengenden Jacken befreiten und uns federleicht fühlten! Welchen Spaß erlebten wir, wenn wir barfuß über eine Sommerwiese sprangen oder uns beim Radfahren der laue Wind unter die Röcke blies. Vielleicht erinnern wir uns auch daran, wie uns der Zimtgeruch frisch gebackener Weihnachtsplätzchen in die Nase stieg oder an das beinahe unheimlich wohlige Gefühl, wenn wir im Winter noch bei Dunkelheit das Elternhaus verließen, um durch den Schnee stapfend in die Schule zu gehen.

Erinnern wir uns daran, wie wir einst arglos aufbrachen, um die Welt zu erkunden, ohne Misstrauen und ängstliche

Vorbehalte. Wir gingen selbstverständlich von der Annahme aus, dass alles gut und schön ist und wir noch weitgehend von nachtragenden Gefühlen einer unversöhnlichen Haltung verschont geblieben sind.

Die Chance des Älterwerdens liegt darin, dass wir nochmals beginnen, mit Kinderaugen zu sehen. Der Kreis schließt sich langsam wieder. Mit dem Älterwerden ist auch die Aufgabe verbunden, sich den unverdorbenen Blick wieder zurückzuerobern und die Unbeschwertheit der Kindertage zurückzugewinnen. Sich wieder vom Duft einer Blume betören zu lassen! Wieder staunend unter einem Sternenhimmel stehen! Und wer in der Gegenwart lebt, vergisst die Kränkungen von gestern, geht versöhnlich auf jene Menschen zu, mit denen uns eine schmerzliche Geschichte verbindet. Denn es sind genau diese inneren Dimensionen, die es wieder zurückzuerobern gilt: die eigene unmittelbare, ungekünstelte Wahrhaftigkeit. Da fühlen wir uns eins mit der Schöpfung und ein großes Einverständnis erfüllt uns vom Scheitel bis zur Sohle.

Ich bin davon überzeugt, dass die Kunst des Älterwerdens letztlich darin liegt, sich unvoreingenommen auf das Leben einzulassen, denn wenn es uns nicht gelingt, wieder zu werden wie die Kinder, kommen wir nicht ins Himmelreich.

Und wieder liegt eine dicke Schneeschicht auf unserem Dach. Es trägt die schwere Last und die Heizung funktioniert einwandfrei. Trotz heftiger Ischiasschmerzen geht Felix mit dem Hund zum See. Da ein eisiger Ostwind bläst, ziehe ich es vor, mit meiner Bindehautentzündung daheim zu bleiben. Im Haus ist es still, nur die Uhr tickt leise.

Anmerkungen:

1 Verein Friedwald, CH-8265 Mammern,Tel. 0041 (0) 52 741 42 12 Fax: 0041 (0) 52 741 31 91 E-mail: *ueli@sauter.ch* *www.friedwald.ch*, Friedwald Deutschland GmbH, Flotowstrasse 9, 64287 Darmstadt, Tel. 0049 (0) 6151 71 41 16 *www.friedwald.de*

2 Benita Cantieni, Artikel in der Annabelle 12/01, ich gefalle, also bin ich

3 Benita Cantieni, Autorin zahlreicher Gesundheitsbücher, u. a.:
Lauf los. – aber richtig. Schritt für Schritt zur idealen Lauftechnik., München 2001
Tiger Feeling. Das sinnliche Beckenbodentraining. Berlin 2000

4 Senta Trömel-Plötz, Frauengespräche: Sprache der Verständigung. Die Frau in der Gesellschaft, Frankfurt/Main 1996

5 Onken, Julia, Spiegelbilder. Männertypen – wie Frauen sie durchschauen und sich dabei selbst erkennen. München 1995

6 Hildegard von Bingen, Das feurige Werk der Erlösung. Otto Müller, Salzburg 1958

7 Bildungsfonds für Frauen, Postfach 1119, CH-8280 Kreuzlingen, www.frauen-bildungsfonds.ch

8 Ursula Lehr, Psychologie des Alterns. Heidelberg 1972

9 Peter Gross, Ordinarius für Soziologie. Universität St. Gallen: Grauer, aber bunter – kein Widerspruch, das neue Altern und die Grenzen des Rechnens. In: Neue Zürcher Zeitung, 10./11. November 2001

Informationen über Vorträge und Seminare der Autorin:
Frauenseminar Bodensee, Postfach 226, CH-9590 Romanshorn,
Tel. 0041 (0)71 411 04 04, Fax 0041 (0)71 411 04 05
E-Mail: sekretariat@frauenseminar-bodensee.ch
www. julia-onken.ch

Literatur

Anderson, Bonnie S./Zinsser, Judith P., Eine eigene Geschichte. Frauen in Europa. Vom Absolutismus zur Gegenwart. Die Frau in der Gesellschaft, Fischer, 1995

de Beauvoir, Simone, Das andere Geschlecht, Rowohlt, 2000

de Beauvoir, Simone, Das Alter. Rowohlt, 2000

Borysenko, Joan, Das Buch der Weiblichkeit. Der 7-Jahres-Rhythmus im Leben der Frau. Kösel, 1998

Burkhard, Gudrun, Das Leben in die Hand nehmen. Arbeit an der eigenen Biographie. Praxis Anthroposophie, Freies Geistleben, 1999

Friedan, Betty, Mythos Alter. Rowohlt, 1997

Friday, Nancy, Die Macht der Schönheit. Goldmann, 1999

Friedrich, Sabine, Alle 7 Jahre. Rhythmische Entwicklungszyklen im Leben der Frau. Kabel, 1997

Grisebach, Agnes-Marie, Frauen im Korsett. Zwei ledige Bürgertöchter im 19. Jahrhundert. Die Frau in der Gesellschaft, Fischer, 1997

Gruen, Arno, Der Verrat am Selbst. Die Angst vor Autonomie bei Mann und Frau. dialog und praxis, dtv, 1984

Guardini, Romano, Die Lebensalter. Topos Taschenbücher, 2001

Jaeggi, Eva/Hollstein, Walter, Wenn Ehen älter werden. Liebe, Krise, Neubeginn. Serie Piper,1985

Jaeggi Eva, Viel zu jung, um alt zu sein. Das neue Lebensgefühl ab sechzig. Sachbuch ro ro ro, 1998

Lehr, Ursula, Oswald, Wolf D, Altern, Veränderung und Bewältigung. H. Huber, 1991

Niederfranke, Annette/Lehr, Ursula,/Oswald, Frank, Altern in unserer Zeit, Quelle u.M., 1992

Northrup, Christiane, Dr. med., Frauen Körper Frauen Weisheit. Bewusst leben – ganzheitlich heilen. Zabert Sandmann, 2001

Onken, Julia, Spiegelbilder. Männertypen – wie Frauen sie durchschauen und sich dabei selbst erkennen. Goldmann, 1997

Riedel, Ingrid, Die gewandelte Frau. Vom Geheimnis der zweiten Lebenshälfte. HERDER spektrum, 2000

Riemann, Fritz, Die Kunst des Alterns. Kreuz Verlag, 1989

Schwarzer, Alice, Der grosse Unterschied. Gegen die Spaltung von Menschen in Männer und Frauen. Verlag Kiepenheuer & Witsch, 2000

Thoma, Helga, "Madame, meine teure Geliebte...". Die Mätressen der französischen Könige. Piper, 1998

Trömel-Plötz, Senta, Frauensprache: Sprache der Veränderung. Die Frau in der Gesellschaft, Fischer, 1982

Trömel-Plötz, Senta, Gewalt durch Sprache. Die Vergewaltigung von Frauen in Gesprächen. Die Frau in der Gesellschaft, Fischer, 1984

Trömel-Plötz, Senta, Frauengespräche: Sprache der Verständigung. Die Frau in der Gesellschaft, Fischer, 1996
Trömel-Plötz, Senta, Vatersprache-Mutterland. Beobachtungen zu Sprache und Politik, Frauenoffensive, 1993
Wolf Naomi, Der Mythos Schönheit. Rowohlt, 1991
Wunderli, Jürg, stirb und werde. Wandlung und Wiedergeburt in der Pubertät und in der Lebensmitte. Bonz, 1980

Aus dem Verlagsprogramm

Julia Onken bei C.H.Beck – eine Auswahl

Zurück ins Gleichgewicht
Vom Abnehmen und über das Glück, das eigene Maß zu finden
2008. 139 Seiten. Paperback
Beck'sche Reihe Band 1861

«Nicht das Übergewicht ist das Problem, sondern der Wahn, die pure Vorstellung übergewichtig zu sein, und zwar zu einem Zeitpunkt, wo das noch gar nicht der Fall war. (...) Wie die Frauen in ihrer Gruppe das umzusetzen versuchen, schildert die Autorin eindrücklich in ihrem Buch. (...) Der Ratgeber begleitet die Gruppe auf ihren Umwegen zum inneren Gleichgewicht.»
Angelika Dehmel, brigitte.de

Julia Onken / Maya Onken
Hilfe, ich bin eine emanzipierte Mutter
Ein Streitgespräch zwischen Mutter und Tochter
2006. 236 Seiten. Paperback
Beck'sche Reihe Band 1710

«In dem Streitgespräch zwischen Mutter und Tochter analysieren die Schweizer Feministinnen, wofür Frauen wieder auf die Barrikaden steigen sollten. (...) Die Autorinnen suchen nach neuen Wegen. Was konkret es zu tun gibt und was es für Frauen heißt, sich ihre «Wahl» zu erkämpfen, dafür liefert das Buch viele Anregungen.»
Franziska Bossy, Frankfurter Allgemeine Zeitung

Verlag C.H.Beck

Julia Onken bei C.H.Beck – eine Auswahl

Rabentöchter
Weshalb ich meine Mutter trotzdem liebe
2011. 180 Seiten. Gebunden
Beck'sche Reihe Band 1970

«‹So wie sie nie!› Die meisten Töchter wollen nur eines nicht: werden wie ihre Mutter. (...) [Ihr] Buch regt an zum Nachdenken über Mütter und Töchter, eigene und fremde.»
Kathrin Meier-Rust, Neue Zürcher Zeitung

Verlag C.H.Beck

Literatur

Aravind Adiga
Letzter Mann im Turm
Roman
Aus dem Englischen von Susann Urban, und Ilija Trojanow
2011. 515 Seiten. Gebunden

Ferdinand Bordewijk
Charakter
Roman von Vater und Sohn
Mit einem Nachwort von Cees Nooteboom,
Aus dem Niederländischen von Marlene Müller-Haas
2007. 361 Seiten. Gebunden

Iso Camartin
Die Geschichten des Herrn Casparis
2008. 271 Seiten. Gebunden

David Foenkinos
Nathalie küsst
Roman
Aus dem Französischen von Christian Kolb
5. Auflage. 239 Seiten. Klappenbroschur

Literatur

Paula Fox
In fremden Kleidern
Geschichte einer Jugend
Aus dem Englischen übersetzt von Susanne Röckel
3. Auflage. 2003. 288 Seiten mit 3 Abbildungen. Leinen

Andre Dubus III
Der Garten der letzten Tage
Roman
Aus dem Englischen übersetzt von Ulrike Wasel,
und Klaus Timmermann
2009. 600 Seiten. Gebunden

Adolf Muschg
Sax
Roman
2. Auflage. 2010. 459 Seiten. Gebunden

Verlag C.H.Beck